朝日
Asahi Shinsho 390

自衛隊メンタル教官が教える

心の疲れをとる技術

下園壮太

朝日新聞出版

はじめに

私は陸上自衛隊のコンバットストレス教官だ。

メンタルヘルスの教育やカウンセラーの育成だけでなく、レンジャー隊員などのメンタルトレーニングや、事故や災害などの悲惨な場面に遭遇した隊員の心理的ケアにも携わっている。

私は心理学や精神医学を体系的に勉強してきたわけではない。しかし、現場経験だけは数多く積んできた。さまざまな現場で必死に活動しているうちに、自分なりの方法論もできあがってきた。そんな私の理論や技術は、実践スキルとして民間の方々にも関心を持っていただき、自衛隊以外でも講演やトレーニングをする機会が増えてきた。

「自衛隊の人は、どうやって心を鍛えているのですか。さぞ厳しい修業をしているのでしょうね」

講演の場でしばしば聞かれる質問。東日本大震災での自衛官の活動を評価していただいてのコメントだ。

東日本大震災において、自衛隊は数カ月に及ぶ過酷な支援を成し遂げた。隊員が置かれた環境は厳しく、心理的にもつらい現場で活動しなければならなかった。

確かに、自衛隊は日ごろから集団の規律のもとで生活し、野外演習などで、肉体的にも精神的にも厳しい訓練を積んでいる。しかし、悲惨な現場での任務なら、消防士や警察官のほうが、より日常的に経験している。彼らのほうがショックな出来事への耐性は大きいはずだ。

では、自衛官の強さはどこにあるのだろう。

自衛隊の制服を着て30年、その中でも長くメンタル関係の仕事をさせていただいた私が、今、思うのは、自衛隊のメンタルの強さは「長期戦を戦える力」であるということだ。

自衛隊は国の存続の最後の砦。どんなに苦しくても、どんなに長期化しようとも、決してへこたれず最後まで任務をやり遂げなければならない。そういう組織なのだ。

長期戦を戦うには、二つの要素が必要になる。一つは「組織力」。自衛隊には戦車や大砲の部隊だけでなく、通信、医療、物資、輸送、情報などの部隊がある。自衛隊が活動するとき、そこには、道路ができ、居住テントが張られ、食堂ができ、お風呂ができ、病院ができ、電話が引かれる。メンタル面も個人だけに任されるのではなく、同僚が支え、上司がケアし、専門家が治療し、組織としても対応する。

長期戦を戦う二つ目の力は、「疲労のコントロール」だ。

何かが起こると、まず一つの部隊が迅速に対応し、一生懸命働く。しかし人間が活動する以上、すぐに疲労してしまう。疲労するということは戦力が低下するということだ。任務達成が危うくなる。そこで、戦力が低下しきる前に、部隊を交代させる。つまり、隊員を休ませるのだ。

途中で仕事を止めることに抵抗する隊員もいる。しかし、長期戦を戦うためには、短期的な感情に流されず、しっかり疲労をコントロールしなければならない。隊員にとって、休養することは、頑張ることと同じ、いやそれ以上に必要な「仕事」なのだ。

東日本大震災でも、自衛隊はこの「組織力」と「疲労のコントロール」の要素を発揮して、長期間の災害派遣任務を達成した。これが、自衛官の心の強さの基礎なのだ。

さて、現在の日本は、自殺が14年連続で3万人を越えてきたストレス社会だ。2012年、15年ぶりに3万人を下回ったが、メンタル戦場と言ってもいいだろう。この戦場で生活する現代人には、長期戦を戦うための自衛隊の心の強さが参考になるはずだ。

私は、近年増えてきているうつ状態は、蓄積された疲労が原因である場合が多いと考えている。そんなケースには、特に疲労のコントロールが必要だ。

企業では「ムリ・ムダ・ムラ」を避けるという運動がある。トヨタなどで採用され、より効率的な経営のポイントになったという。

そこで本書では、私が自衛隊で教えている疲労コントロールの方法を、一般の人々にもわかりやすいように、ムリ・ムダ・ムラの三つの切り口で解説してみようと思う。

ムリをして疲労がたまっているのに、それを自覚できず、止められず、深みにはまっていくメカニズムと対処法。

心のエネルギーを最も低下させる、感情のムダ遣いのメカニズムと予防法。

エネルギーの出し方にムラがあり、自分と周囲が翻弄《ほんろう》される「うつのリハビリ期」と「新型うつ」への対処法。

さらに、長期戦を戦う「組織力」という観点からは、企業のトップやリーダーに対するアドバイスも加えておいた。

あなたやあなたの会社が、この長く厳しいメンタル戦場で、疲弊することなくしっかり与えられた使命を果たしてほしい。疲れ果てている日本の社会が、心のエネルギーを取り戻し、また元気に動き出してほしい。本書が、その小さなきっかけになれば幸いだ。

下園壮太《しもぞのそうた》

目次

1章 ムリしすぎて潰れないために ――早め、早めに疲労をとる技術

(2) 個人のムリの防ぎ方　54

2章　感情のムダ遣いを防ぐ——イライラや不安をとる技術　125

(2) 感情のムダ遣いを減らす方法　148

図版／加賀美康彦

1章

ムリしすぎて潰れないために

——早め、早めに疲労をとる技術

(1) ムリを重ねる人の共通点

ムリを称《たた》える日本社会

私が自衛隊に入った時、銃や車両の機械整備をする訓練があった。その時、何度もたたきこまれた基礎中の基礎が、「適切な工具を使う」と「ムリな力を加えるな」という事だった。

ムリな力を加えると、機械は壊れてしまう。組織が、ある部署やある工程にムリをさせると、その作業に渋滞が起こり、結局、全体を遅らせてしまう。

特に、生身の人間がムリを重ねると、健康を害すばかりでなく、ミスも多くなり、事故にもつながる。

だから、ムリはいけない。

そんなこと、言われなくても小学生でもわかる。

しかし、カウンセラーの私から見ると、多くの人がムリをしているのだ。

不思議なのは、それほどムリをする必要がないように思える状態でも、人間は自分を追い込む癖があるようだ。特に日本の社会ではどうしてもムリをしがちだし、周囲もそれを称える。はたから見ると、ムリが好きな人種にさえ見える。

好きなだけなら、問題はない。

実は多くの現代人が抱える日々の虚《むな》しさやイライラは、「ムリ」が原因であることが多いのだ。

そんな人々は、自分がムリしているという自覚がない。

日々はいつもと変わらない。確かにストレスがないというわけではないが、だからと言ってそれは皆と同じ。特に自分だけムリしているとは思わない。

でも、なぜかイライラしているし、仕事に意欲を持てなくなってしまった。

このようなケースは、表面的には「生きがい」の問題のように見える。

しかし、多くのクライアント（相談者）を支えてきた私には、生きがいの裏に潜むエネルギー問題が見えてしまう。エネルギーの使いすぎ、つまりムリな状態を続けたことで、気力が低下し、生きがい問題として表れているケースが非常に多いのだ。

本章では、ムリを個人と組織という二つの視点から考えてみる事にしよう。

まずは個人。「働きすぎて疲れが溜まり、うつになるケース」を考えてみよう。

次に、組織のムリ。「過剰なノルマや過酷な勤務条件を社員に与え続けるケース」を考察していこう。

個人のムリは「四つの面」に表れてくる

ムリがどのような形で表れるか、個人のケースで考えてみよう。

ムリは、①体、②人間関係、③行動、④心の四つの面で表面化してくる。

ムリをしすぎて、体を壊す。これはわかりやすい。

ところが、ムリが人間関係に表れ、イライラしたり、逆にしがみついたりして、大切な人間関係を壊していくケースも多い。

また、ムリをしている人が、いつもは行わない行動をしてしまうことがある。例えば、犯罪行為、危険な行為、暴力行為、大きなギャンブル……。また、ミスとして表れる事もある。いつもはやらない計算や手続きのミス、不注意による事故、言い間違い、記憶違いによるトラブルの多発。

そして、体、人間関係、行動のいずれにも表れなかった「ムリ」は心に表れてくる。一般的にはうつ状態になるだろう。統合失調症などのうつ以外の精神科疾患になる場合もある。

いずれにも共通するのは、ムリがこの四つに表れても、本人はそれが「ムリ」のせいだとは、気づきにくいことだ。

「確かに大変かもしれないが、別にムリをしている訳じゃない。ただ、体調が悪いだけ、ただ、相手が悪いだけ（人間関係トラブル）、ただうっかりミスをしただけ、ただ元気が出ないだけだ」と考えてしまう。

ムリが自覚しにくいのは、ムリの進行の特性に秘密がある。

ムリは3段階で進行する

第1段階＝普通の過労段階

社会生活をしていると、どうしても忙しい時はある。仕事だけでなく、例えば交通事故に遭う、家族が病気になるなどの私的な生活の変化で、活動量が一時的に増えることは、よくあることだ。

一晩ぐっすり眠ればかなり回復するが、それだけでは回復しきれなかった疲労は、次第に蓄積していく。

ただ、この時は、まだムリが四つの面に表れるほどではない。これまでの健康貯金（蓄えていたエネルギー）を使いながら、何とか持ちこたえている状態だ。

この段階では、活動の質や量、集中力ややる気などのパフォーマンスも落ちることはない。

そのうちに、大変な時期が終わり、元の状態に戻っていく。

このような小規模なムリの状態は、我々の人生にしょっちゅう訪れている。

この時は、「今日は、疲れた～」などと、疲れを実感できる。

あるいは、仕事などでの高揚感で、「疲れているはずなのに、逆に元気」という事もある。

第2段階＝別人化の始まり

図1 ムリの進行(うつの症状変化)

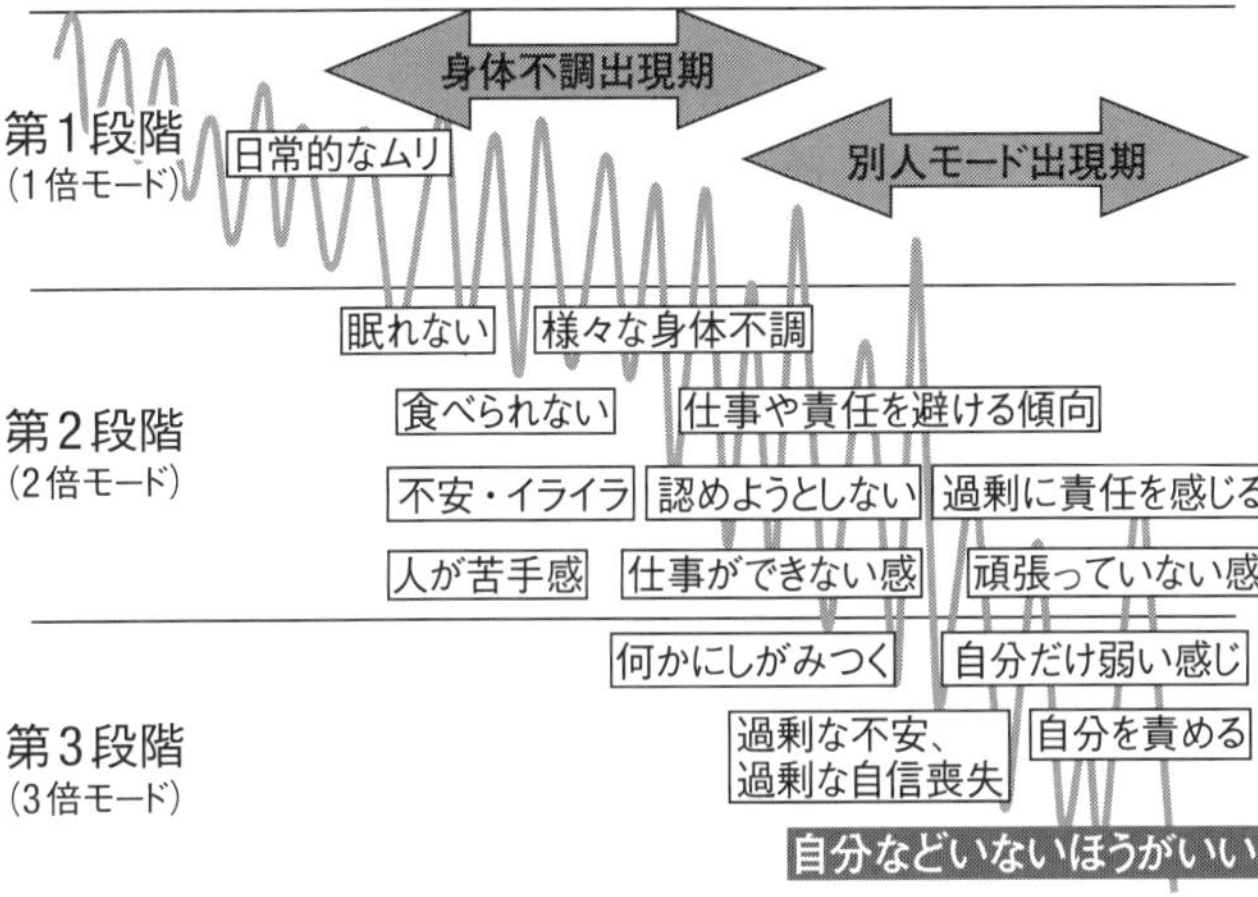

第1段階の状態が長引くと、第2段階に突入する(図1)。第2段階はいつもの2倍、疲労を感じやすく、疲労回復にも普段の2倍の時間がかかるようになることから、私は「2倍モード」とも呼んでいる。

通常、異常はまず体に表れてくる。多いのは、不眠や食欲不振、だるさ、頭痛(頭の重さ)。目や肩、腰の痛み、吐き気、関節痛、めまい、耳鳴りもある。

そのうちに行動や人間関係にも異変が表れてくる。

酒やタバコが増える。甘いものを取りすぎる。衝動買いが多くなる。異性とのつき合いが乱れる。金遣いが荒くなる。人づき合いが悪くなる。笑わなくなる。攻撃性が強くなる。嘘が多くなる。被害妄想的愚痴や弱音が多くなる。責任や仕事を避けるようになる……。

一見、その人のもともとの性格や行動のように見えるが、もし冷静に比較できるなら、以前に比べその「程度」が強くなっていることがわかるはずだ。

問題は、このように体も調子が悪く、行動や人間関係でトラブルが生じ始めているにもかかわらず、多くの場合、それを「ムリ」をしているから、と自覚できないことだ。

体のトラブルはあるが、それで今すぐ病院に行かなければならない状態でもない。忙しい時は、「暇になったら病院に行こう」と思い、少し余裕が出ると、「病院にいくより、寝たり気分転換したい」と思う。結局、市販の湿布や目薬、痛み止めなどのその場しのぎの対処で終わってしまう。

仕事面でも、確かにミスなどの支障は出始めているが、大切なところでは、(短期間なら)きっちりと仕事もできる。

しかし、本人は意識できなくても、周囲は「最近ちょっとおかしいよね」と気がつく。いつもの本人とは違う、つまり別人化が始まっている。

それを本人に伝えても、「そんなことはないよ」とかたくなに否定する。実はこれも別人化の一つだ。恐らく元気な時の本人なら、「そうか、忙しいからね。気を付けるよ、ありがとう」と受け入れるはずだ。

結果的に、この状態で、抜本的な行動を起こせる人は少ない。

運よく、ムリを強いている状況が好転すればいいが、そうでない場合は、第3段階へ落ちていく。

第3段階＝別人化

第3段階になると、いよいよ「心」が変化してくる。感じ方や考え方が変わってくるのだ。元気な時の本人のように考えられない。出来事に対するとらえ方や反応も変わってくる。まるで、別人のようになってしまうので、「別人化」と呼んでいる。

やたらに不安になり、自分を責め、自信をなくす。アルコールやギャンブルにのめりこむこともある。いずれも、本人が元気な時には、見られなかった症状だ。

そんな別人化の典型が、「死にたくなる」という気持ちの出現だ。

普通、人は「生きたい」という強い欲求を持っている。別人になると、生きたいが薄れ、どうでもいいになり、ついには死にたいと考え始める。

通常ここまで変化があると、自分でも、その苦しみの異常さには、気がつく。しかし、それをムリのせいだとは思えないことが多い。これも思考が固定化しているせいだ。それどころか、「単に、自分の能力や努力が足りないだけ。だからもっと頑張らなければ」と考えてしまう。そして、ムリにムリを重ねてしまうのだ。

そうなると、ムリは一気に加速する。

通常、別人化すれば、周囲は何らかの異変を感じるものだ。「すこし、イライラしているよね」とか「何だか疲れているよね」などと噂《うわさ》されることが多い。

ところが、能力が高い人、若い人の場合は、第3段階に入っても、周囲に全く気がつかれないケースもある。自分の能力のなさを周囲に悟られたくないと考え、必死に隠そうとし、それができてしまうからだ。

しかし、疲労はいつもの3倍感じるし、回復にも3倍の時間が必要である「3倍モード」にいるため、多くの場合、疲労がとれることはない。

そのような人の場合、通院・入院、失踪《しっそう》、事故や自殺（未遂）という極端な形で、ムリが突然表面に表れることがある。これまで何とかこらえていたものが、一気に表面化してくる感じだ。

組織への影響――ムリは知らない間に組織にも忍び寄る

体と心をじわじわと蝕《むしば》み、突然表面化してくるムリ。組織にはどのような影響を与えるのだろうか。

まず、優秀な社員や重要な社員がだめになってしまう。

ムリを溜めやすい人は、もともと頑張りやさんであることが多いので、組織の重要ポストについていることが多い。

そんな人が、次第に別人化し始める。

まず生じるのは、組織内での人間関係の悪化だ。

もともと組織を切り回している人には、強気の人が多いので、別人化して最初にコントロールできなくなるのが、「イライラ」であることが多い。

そんな人は、頭がいいので、正論で周囲にイライラをぶつけはじめる。周囲も、影響力のある人から厳しい口調で言われると、動かざるを得ないし、いつもその人の顔色をうかがうようになる。イライラは、組織全体に伝染する。

そんな人が、第3段階に陥り、急に会社を辞めたいなどと上司に相談したとしよう。上司は、「仕事のことは心配するな」と言って、本人を休ませる。

ところが、その人の仕事が重要ポストであればあるほど、誰かが簡単に代行できるものではない。しかも突然のことなので、引き継ぐにしても仕事の経緯もわからないため、作業量は膨大になる。周囲の人で分担しようと思っても、そんな時は往々にして、繁忙期《はんぼう》であることが多く、周囲の人自身も2段階クラスのムリが溜まっていることが多い。仲間をフォローしたい気持ちはあっても、時間と体力的にその余裕がないことが多い。それでも、休んだ人の分の仕事は降りかかってくるので、周囲の人にもムリが伝染していく。

このような流れで、1人のムリがきっかけで、部署全体がだめになることも少なくない。中小企業では、誰でも重要社員。1人のムリが、倒産の危機に発展したケースもある。

その会社の社長は、順調だった事業が、1人の社員の不調によって、どん底に陥った経緯をこう話してくれた。

「確かに、皆にムリをさせているような気はしていた。しかし、それでもやりがいを持ってやってくれているし、『大丈夫だ』と言う。成果も上がっている。私自身も、きっと大丈夫だと、楽観していた。しかしこうなった今思うのは、あの時は、危険性を感じながら、見ないようにしていただけだったという事。今思うと、それは、爆弾を抱えているような感じだった。兆候がないほど、実は恐ろしい。うまくいけば天国だが、一歩間違えば地獄になる」

このようにムリは組織に大きなダメージを与える可能性がある。

人を助ける職業、人と交わる営業職、接客業、クレームなどに対応する仕事、締め切りなどの時間に追われる職業、昼夜のリズムが崩れやすい職業などが、ムリを溜めやすい。具体的には、医師、看護師、介護士、教員、消防士、警察官、自衛官、営業、マスコミ、などであろう。

そんな職場では、まじめで頑張りやさん、良くできる職員こそ、ムリによる突然の破綻《はたん》に注意しなければならない。そして、それは組織全体に波及する。単に個人的問題で済まされない危険性を秘めている。

ムリを重ねた人のその後の人生への影響

さて、ムリの影響の話には、もう少し付け加えなければならないことがある。

それは、ムリをした人の、その後の人生への影響だ。

ムリが表面化し始めたころに戻る。

もともと優秀で、周囲の評価が高く、自分に自信を持っている人が、ムリを溜めやすい。そんな人が、2段階目のムリに至ると、先に説明したように対人関係の悪化に続き、思考力も低下してくる。次第に仕事が回らなくなってくるが、それまでの「努力して乗り越える」スタイルを続けてしまう。しかし気持ちとは裏腹に、仕事はどんどん溜まってくるし、周囲に与える影響も大きくなる。また本人のイライラは一層コントロールが利かなくなり、職場内の人間関係トラブルを起こしてしまう。

その一方で、なんとなくの不調を自覚しても、上司、同僚、同期などの目を異常に気にし、人事評価の低下を恐れて、相談することもしない。他人の力も、医療の力も借りない。

結局、第3段階まで深刻になって、急に仕事から手を放してしまうのだ。

手を放せればまだいい。

冷静な判断ができないため、「自分が辞めて責任を取る」などと突然辞表を出して周囲をあわてさせたり、大切な会議や商談を無断で欠席してしまうこともある。

結果として、本人が一番気にしていた周囲の評価を、随分下げてしまう行為をしてしまうのだ。

さらに、これまた結果として深いうつ状態となるため、復帰までにかなりの時間がかかる。あるいは身体的な健康を害している事もあるだろう。

ムリの第2から第3段階での経験は、周囲に迷惑をかけるばかりでなく、本人の心も傷つける。そのころの苦しい思い出がいわゆるトラウマ、挫折体験となり、休養後も職場になかなか戻れない人もいる。社会に復帰できず、傷つきやすい心を抱えながら、その後の人生を棒に振る人もいるのだ。

しかし、悲観的な情報ばかりでもない。

ムリで戦線離脱したことをきっかけに、成長する人も多い。

そのような人は、ムリから復帰するときに自分の人生を総括し、より柔軟で大きい価値観を身に付けていく。

また、ムリは、ここで紹介したように、自分でも気がつきにくいが、一度ムリのどん底を経験すると、次の危機に際し早めにブレーキをかけられるようになる。

ムリの経験を通して、成長するか、引きこもるかは、そのピンチに陥った事実を、本人がどう受け止めるかにかかっている。あるべきではなかった過去として封印せず、ぜひこの経験から学習してほしい。

そのためにはもう少し、ムリの仕組みを知る必要があるだろう。というのも、ムリが進行するには、本人の価値観や人生観が深くかかわっているからだ。ピンチに対し、ただ「頑張る」だけでは、ムリに陥ってしまうのはわかっている。しかし一方で、ピンチの時は頑張らなければならないじゃないかとも思う。ムリを避けるために、頑張らないようにしろと言われて、頭では理解できるが、何しろ、「頑張らない」ことが、具体的に行動に移せない。だから、困っている。

それが、ムリを重ねてしまう人の悩みだろう。

その矛盾のメカニズムをよく理解してから、対処方法を考えていくことにしよう。

ムリを溜めやすい人の特徴①＝「子供の心の強さ」しかない

しかし、どうして人はそこまでムリをしてしまうのだろう。

様々なケースを観察していると、どうもムリを溜めやすい二つの特徴（癖あるいは性格）があるように思える。

そしてムリは自分が知らないうちに、第2段階にまで進んでしまうが、ムリの進行に気がつかないのには、四つの理由がある。

図2 ムリが深刻化しやすいわけ

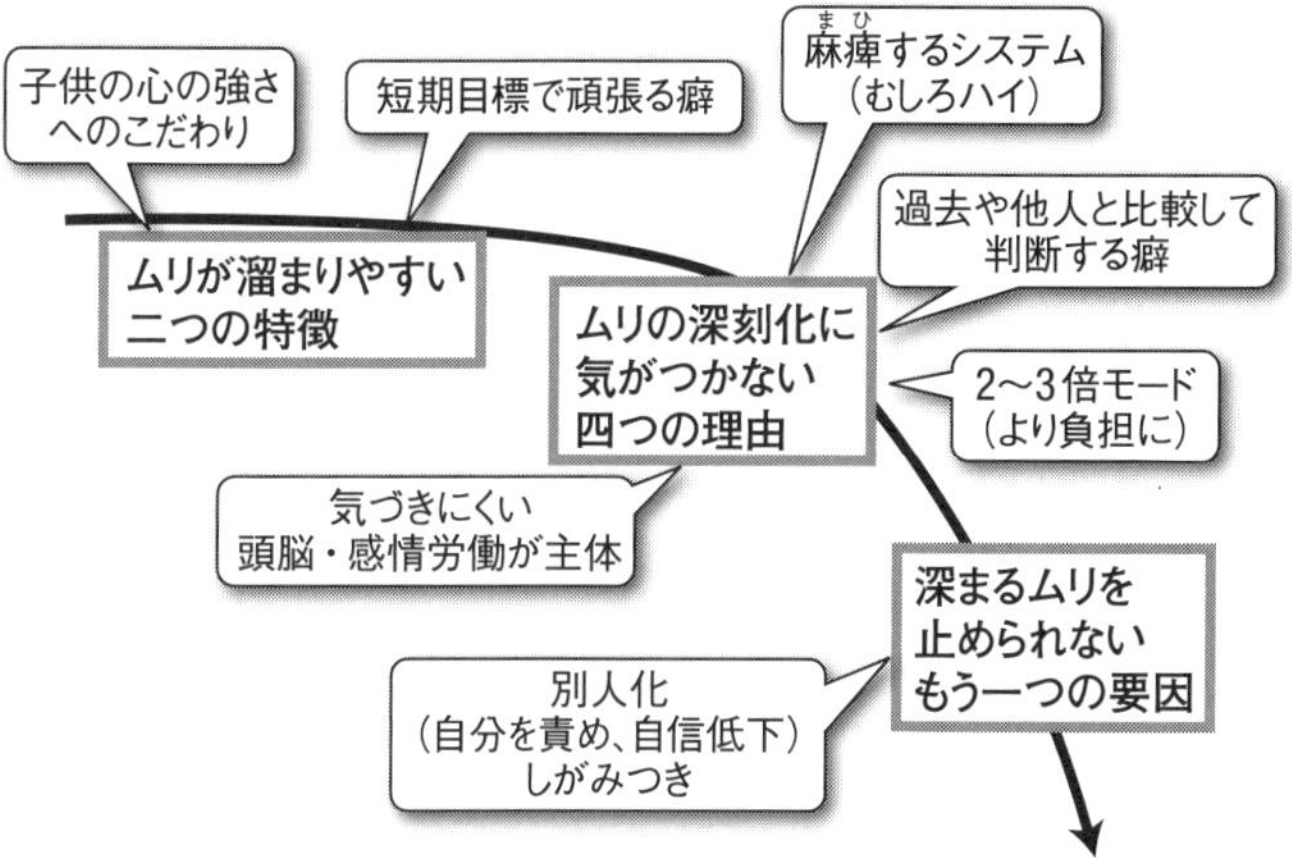

さらに、苦しいのにそこで止まらず第3段階に進むには、もう一つ、別の要因がかかわってくる（**図2**）。

この、二つの特徴、四つの理由、もう一つの要因について、順番に説明していこう。

特徴の一つ目は、端的にいうと、「頑張る自分が好き」ということだ。

私は心の強さには2種類ある、と説明している。「子供の心の強さ」と「大人の心の強さ」だ。

子供時代は、大人になって社会で生活する準備段階として「鍛える」ことが必要だ。

その時に必要な心の強さは、「我慢する」、「あきらめない」、「全部やる」、「1人でやる」、「完全にやる」である。

自分に対する評価は厳しくあることを求められ、簡単に今の自分に満足してはならない。

これらが「子供の心の強さ」の中核をなしている。

このような態度が大人をはじめ周囲から賞賛された。

そして、子供の心の強さは、子供時代、実際に成功に結びつきやすかった。というのも、子供時代は毎年自分自身の体力・知力が成長する。我慢して努力していれば、だんだんできてくるようになる。

また、学校などで与えられる課題も、努力や忍耐で克服できるものが多かった。

この結果、私たちは、この子供の心の強さを強く「学習」してきているのだ。

一方、大人になると少し違うタイプの心の強さが必要になる。「大人の心の強さ」だ。

大人は、体力・知力の飛躍的な伸びはない。

今の「自分」を愛し、認め、上手に使いこなす能力が必要になる。

また、世の中は、不公平や不平等、理不尽《りふじん》にあふれ、努力しても報われないことが多い。

それでも、めげずに、生きていかなければならない。

一つ一つの課題には、試験のような○×はなく、状況に応じて柔軟に考え、バランスを取っていかなければならない。特に、社会や人のために（人に合わせて）活動することと、自分のために活動することのバランスをとるのは難しく、プレッシャーのかかる作業だ。

これらの作業をうまくこなせるのが「大人の心の強さ」。

大人の社会でムリを溜めやすいのは、子供の心の強さが強すぎる人たちだ。

頑張っている自分が好きで、子供時代の栄光を引きずっている。元気な時なら、まだそれもいいだろう。

しかし、だれでも歳を取るに従い、回復力は低下し、日々の疲れを、一晩では解消できなくなってくる。

疲労・回復の収支が悪化しているのに、以前の自分イメージ（頑張ればやれる自分）から抜け出せず、どうしても過剰活動を止められない。

「子供の心の強さ」が強すぎる人は、大人社会でどうしても、ムリが溜まりやすくなるのだ。

ムリを溜めやすい人の特徴②＝短期目標で乗り切る癖がある

ムリを重ねやすい人のもう一つの特徴は、短期目標に向かって活動する癖を持っていることだ。

人は、生きるために、複数の欲求を満たしていかなければならない。水を飲む、食べる、排せつする、のように待ったなしの短期欲求もあれば、将来、サッカー選手になりたい、のように長期的な欲求もある。

一般に短期目標のほうが、力が出やすい。競走馬の目の前ににんじんをぶら下げて走らせる、という比喩があるが、目の前にあるから、走ろうと思うのだ。

ムリを重ねがちな人は、この短期目標を連続させて、走り続ける人が多いようだ。

言い換えれば、3000mを走るのに、最初の100mを全力で走り、次の100mも同じように短距離のスピードで走る。もちろん3000m走なのでその間に休憩はない。それを30回続けようとしているのだ。ムリが溜まりやすくなるのも当然だ。

この比喩では、「そんなバカなことは誰もしない」と思うかもしれないが、実際には、多くの人が短期目標に突き動かされる人生を送っている。

それは、短期目標が持つ魅力が大きいからだ。

短期目標は、やる気を瞬発的に出すことができる。

やる気が出ているとき、我々は快感と高揚感を持てるし、自信を感じやすい。

短期の目標は、明確に意識しやすいため、仲間と共同作業を行いやすい。だから「仲間と一緒にやり遂げる」という感覚も持てる。

さらに、短期目標は必死にならざるを得ないので、そのほかの小さい悩みを考えるいとまがない。つまり、嫌なことを忘れられる効果もある。

しかも短期目標型の行動パターンは、子供の心の強さと相性がいい。

子供のころは疲れ知らずだったので、短期目標の連続でやる気を出した人が、良い成績をあげられる。評価もされただろう。テストや宿題なども、短期目標の連続だ。インターバルトレーニング方式（にんじん方式）で力を出す練習をしすぎてしまった。

このタイプは、たまたま複数の課題が重なった時や、終わりの見えない長期の課題に向き合わなければならない時、どうしてもムリが溜まってしまう。

ムリを自覚しにくい四つの理由①＝人に備わった「麻痺《まひ》のシステム」

事前に、「かなりムリをしているからよくケアしてくれ」と伝えられて面接したクライアントに、ストレスはありますかと質問すると、「よくわからない」と答えることが多い。

よくよく聞くと、何らかの苦痛や嫌さは感じるが、「対処するほどのもの」とは意識していない。だから「特にストレスではない」と言うのだ。

次に「いろいろ忙しくて大変でしょう。お疲れになっていませんか」と聞くと、これも判で押したように、「確かに今は忙しいですが、仕方がないですよね。疲れていますけど、皆一緒ですから」と返ってくる。皆一緒ですから……の次には、「僕だけ弱音を吐くわけにはいきません」という言葉が隠れている。

このように、ムリは自覚しにくい。だから対処が遅れ、深みにはまりやすい。それには四つの原因がある。

一つ目は、「苦しさを麻痺させるシステム」の過剰作用だ。

人には、「痛み止め」を自分の体内で注射するような機能がある。

なぜ、そんなシステムがあるのだろう。

このような「人の反射的な反応」は、原始時代をベースにできている。

例えば、痛み。痛みは原始人に、体に危険が訪れていることを教えてくれる。骨折している、毒虫に刺されている、蛇に噛《か》まれている、内臓の機能が不全である……、そんなときに、痛みが異変を教えてくれ、危険から身を守る行動を起こさせてくれる。

痛みは、天然の健康ガードマンであり、「安静にしなさい」と言う医者であり、患部を動かさないようにするギプスでもある。

ただ、原始人の環境は常に危険と隣り合わせだ。今怪我《けが》をしているからといって、クマが容赦してくれるわけではない。クマが近づいてきたら、全力で対応しなければならない。

そんな時、「痛み」は、行動を妨げる。

そこで、一時的に痛みを感じさせないようなシステムができたのだ。これが「麻痺のシステム」。

ピンチになると、痛みをはじめ疲労、不安や恐怖、悲しさなどの感情を感じにくくしてくれる。

このように、私は人間の心と体について考える時、原始時代までさかのぼって考えるようにしている。人間の心身のシステムは何万年もかかって作り上げられたものであり、それは簡単には変わらないからだ。現代の心身のトラブルは、原始時代から培《つちか》ってきた人間の動物としてのシステムが、現代的状況と合わなくなって起きている場合が多い。

話が少しそれたが、とにかくこの麻痺のお蔭で、我々は多少疲れていても、つまり能力の100%を超えても活動できる。

この麻痺システムは同時に、しっかり行動できるために、興奮状態にする。つまりハイな状態。その結果、苦痛より、むしろ心地よささえ感じることもある。

しかし、それはあくまでも、一時的な能力だ。

麻痺はいつかは切れる。

痛み止めが切れた瞬間、耐えきれない痛みが襲う。

第3段階で、突然ムリが表面化するのは、この麻痺がついに機能しなくなった、と考えていいだろう。

ムリを自覚しにくい四つの理由②＝疲労の質

ムリがわかりにくい二つ目の要素は、疲労の質にある。

ムリを進めてしまう疲労とは、じわじわ進む精神的な疲労だ。

肉体的な疲労は、短期的かつ大きな運動刺激によるエネルギー消費で、全身の疲労感とともに、肉体の部分的疲労感を感じる。痛みを伴うものもあり、本人も「疲れた、休もう」と自覚しやすい。

一方、頭脳・感情労働による疲労は、脳の活動によって消費されるエネルギーによるものだ。その疲労感は、だるさや頭の重さ、眠さとして「漠然としか」自覚できない。ある活動が、肉体を動かすものであれば、知覚しやすい肉体疲労が、行動にストップをかけてくれる。ところが現代人の活動は、極端に体を動かさず、頭脳だけを酷使する。その結果、気がつかないうちに第2段階の疲労に陥っていく。

これに拍車をかけているのが、睡眠がとりにくくなっているという事だ。肉体労働が伴っていれば、眠りたいという欲求も大きくなるため、睡眠も確保しやすい。ところが頭脳・感情労働に偏っている場合、肉体的な疲労が少ないため、眠るきっかけを失ってしまう。

さらに、社会が24時間化してきた。厚生労働省の調査では、夜勤や不規則な交代勤務につく人は、労働人口の約4分の1を占めるという。

1日で最も眠くなるのは、生理学的に午前2時から3時ごろだと言われる。夜勤者はこの時間に仕事をし、逆に人が活動モードにある日中に睡眠を取ろうとする。睡眠の質が悪くなり、疲労が回復しにくくなる。それだけではない。長期にわたる生体リズムのズレは、肥満や高血圧、循環器の病気のリスクを高めることもわかっている。

表1 ライフイベントのストレス

100	配偶者の死	38	家計の悪化	23	上司とトラブル
73	離婚	37	友人の死	20	労働環境変化
65	別居	36	転職	20	転居
63	懲役	35	夫婦喧嘩増加	20	転校
63	近親者の死	31	百万以上借金	19	趣味の変化
53	けがや病気	30	預金等の消滅	19	宗教の変化
50	結婚	29	仕事の責任変化	18	社会活動変化
47	失業	29	子どもの独立	17	百万以下借金
45	離婚調停	29	親戚とトラブル	16	睡眠リズム変化
44	家族の病気けが	28	個人的成功	15	同居人の変化
40	妊娠	26	妻の就職退職	15	食習慣の変化
39	性的困難	26	入学・卒業	13	長期休暇
39	家族の増加	25	生活リズム変化	12	クリスマス
39	新しい仕事	24	習慣の変更	11	軽微な法律違反

合計150以下：30%、150～300：50%、300以上：80%

（ホームズとレイ　1967より一部改変）

仕事でなくても、テレビは一晩中やっているし、コンビニもファミリーレストランも、ガソリンスタンドも24時間体制だ。インターネットが全世界のコミュニケーションを可能にしたため、夜間でも株取引やメールのやり取りをする人が増えてきた。

頭脳・感情労働で「疲れた」と認識できない疲労が、眠るという最大の疲労回復のチャンスを奪い、知らない間に我々は「第2段階のムリ」に陥ってしまうのだ。

疲労の質に関しては、もう一つ付け加えておかなければならない。

それは、ライフイベント（環境の変

表2 ライフイベントのストレス例（震災）

100	配偶者の死	38	家計の悪化	23	上司とトラブル
73	離婚	37	友人の死	20	労働環境変化
65	別居	36	転職	20	転居
63	懲役	35	夫婦喧嘩増加	20	転校
63	近親者の死	31	百万以上借金	19	趣味の変化
53	けがや病気	30	預金等の消滅	19	宗教の変化
50	結婚	29	仕事の責任変化	18	社会活動変化
47	失業	29	子どもの独立	17	百万以下借金
45	離婚調停	29	親戚とトラブル	16	睡眠リズム変化
44	家族の病気けが	28	個人的成功	15	同居人の変化
40	妊娠	26	妻の就職退職	15	食習慣の変化
39	性的困難	26	入学・卒業	13	長期休暇
39	家族の増加	25	生活リズム変化	12	クリスマス
39	新しい仕事	24	習慣の変更	11	軽微な法律違反

合計150以下：30%、150〜300：50%、300以上：80%

（ホームズとレイ　1967より一部改変）

化や日常的な出来事）のストレス（疲労）だ。

大きな出来事でなく、日常的な出来事がたまたま重なったことによる疲労が、案外我々のムリのベースになっていることがある。

表1は、ライフイベントのストレス表と言われる。

日常的な出来事が、どれぐらいのエネルギーを使うものかの、一つの目安として使用される。

1年の間に経験したライフイベントの点数の合計が、150点以下なら30%、150点から300点なら50%、300点以上なら80%の人は、次の年に心身の不調に陥る可能性があるという。

震災後に仮設住宅に移り住んだ人の例が、**表2**（41ページ）だ。当てはまる出来事がグレーになっているが、軽く300点を超えてしまう。被災された方々には、ぜひムリをしないように、ご自愛いただきたい。

ムリを自覚しにくい四つの理由③＝比較によって評価する癖

ムリを自覚しにくい三つ目の理由は、「比較による評価をする癖」があることだ。

ムリをしている人は、周囲の人からムリを指摘されても、「確かに大変かもしれないが、他の人もなんとかやっているし、自分よりも大変な人もいる（だから自分だけ休むなんてできない）」と発言することが多い。

周囲との比較で、自分の状況を把握しようとしている。

また、「確かに大変だけど、5年前の○○の時はもっと大変だった。あの時も必死だったが、何とか乗り越えた」と、過去と比較する場合も多い。

まず、「他の人も頑張っている、もっと大変な人もいる」という発想から考えてみよう。

実はこの考えは、仕事場だけを見て比較している。

ライフイベントのストレスでも紹介したように、我々の疲労は職場だけで発生しているのではない。

職場では同じ仕事をしていても、Aさんは、独身で職場以外は特に大きなストレスもない。一方Bさんは、家で親を介護し、不登校の子供を抱え、妻が病気がち。しかも、最近交通事故を起こし、その対応で夜もほとんど作業をしている。

特に現代社会は、核家族になった。核家族では、私的トラブルが発生した場合、それぞれの個人のエネルギー消費が著しく大きくなってきている。たとえ職場では同じような仕事をしていても、その個人の全体の作業量は大きく異なる場合が多いのだ。

次に「昔乗り越えたから、今回も大丈夫」という発想。

この比較も、非常に短絡的だ。

この比較が正しくない一番の原因は、年齢による体力（疲労回復力）の低下を考えていないという事だ。

学生時代に、１００mを12秒で走れたから、50歳の今も同じように走れると思う人はいないはずだ。

なのに、仕事のストレスは、過去に乗り越えられたから……と考えてしまう。

多くの人は気づいていないが、ストレスには2種類ある。私はそれを「エネルギー苦」と「不快感情の苦」と呼んでいる。

歳を重ねて経験を積み、感情の処理がうまくなると「不快感情の苦」への対応は上手くなる。これが、ストレスに強くなっているように見える原因だ。

ところが、歳を取ると「エネルギー苦」には当然弱くなっている。

あるストレスフルな環境に置かれると、若者は当初はパニックに陥るが、立ち直るのも早い。一方年配の人は、当初は落ち着いているので、大丈夫かと思っていると、しばらくして、体調を崩したりうつになったりすることがある。「エネルギー苦」によるムリに陥ったのだ。

当然、自分に自信を持っている人、これまでストレスに強かった人ほど、過去の自分との比較の罠《わな》に陥りやすい。

そういう人は、自分は自分なりのストレスコントロール方法を持っているから、大丈夫と言うだろう。しかし、実はこれが案外危ないのだ。そういう人は、確かに上手に苦しさを感じないようにして日常生活を維持できる。つまり不快感情にはうまく対応できるだろう。しかし、活動レベルを下げない限り、疲労は着実に進行し、危ないところまで行ってしまうのだ。海外で慣れてきたころに、犯罪被害に遭ったり、ベテランの登山家が、遭難するようなものだ。

さらに、年齢を重ねるに従い、ライフイベントも多くなる。親の死。自分や家族の病気。責任も大きくなる。

比較による単純な評価は、結局対処が遅れ、自分も周囲も突然の破綻に驚くことになりがちだ。

ムリを自覚しにくい四つの理由④＝疲労による負担感の変化

ムリが進みやすい四つ目の原因は、疲れてくると、同じことでも、より多くのエネルギーを消耗するという事だ。

これまた、当たり前のことなのだが、クライアントなどにこのことを説明すると「ああ、そうなんだ。たしかにそーですよね」などと、目からうろこ状態になる。

例えばランニングで考えてみよう。元気な時になら気持ちよく走れる距離でも、例えば、風邪などの病み上がりや、徹夜続きで体が重い時などなら、いつもと同じ距離を走ったのに、ひどく疲れているだろう。

ムリの進行段階で説明した三つの段階を、この疲労感の変化で表現することがある。第2段階は、いつもの2倍の疲労を感じやすく、回復までの時間も2倍かかることから、「2倍モード」と呼んでいる。第3段階は、3倍の疲労を感じ、3倍の回復時間を要するので、「3倍モード」だ（図3）。

つまり、同じイベントがあったとしても、既に知らない間に2倍モードに達していたとしたら、それは2倍大きなイベントをこなしていることになる。

これに先の比較による評価の癖が加わると、「去年と同じイベントなのに」「みんなは何とかこなしているのに」と、自分を責め、自信を失っていくきっかけになる。

さらに、頭では、いつもと同じイベントだとわかっていても、弱っている体（無意識）は、2倍の負担を感じているので、そのイベントを避けようとしてしまう自分がいる。

そしてそれは「なぜ、こんなふうにイベントを避けようとしてしまうのだろう」と自己嫌悪のもとにもなる。

これらの、自信の低下、自責、自己嫌悪が、ムリを止められない最後の要因につながっていく。

図3 ムリの進行の3段階（1倍～3倍モード）

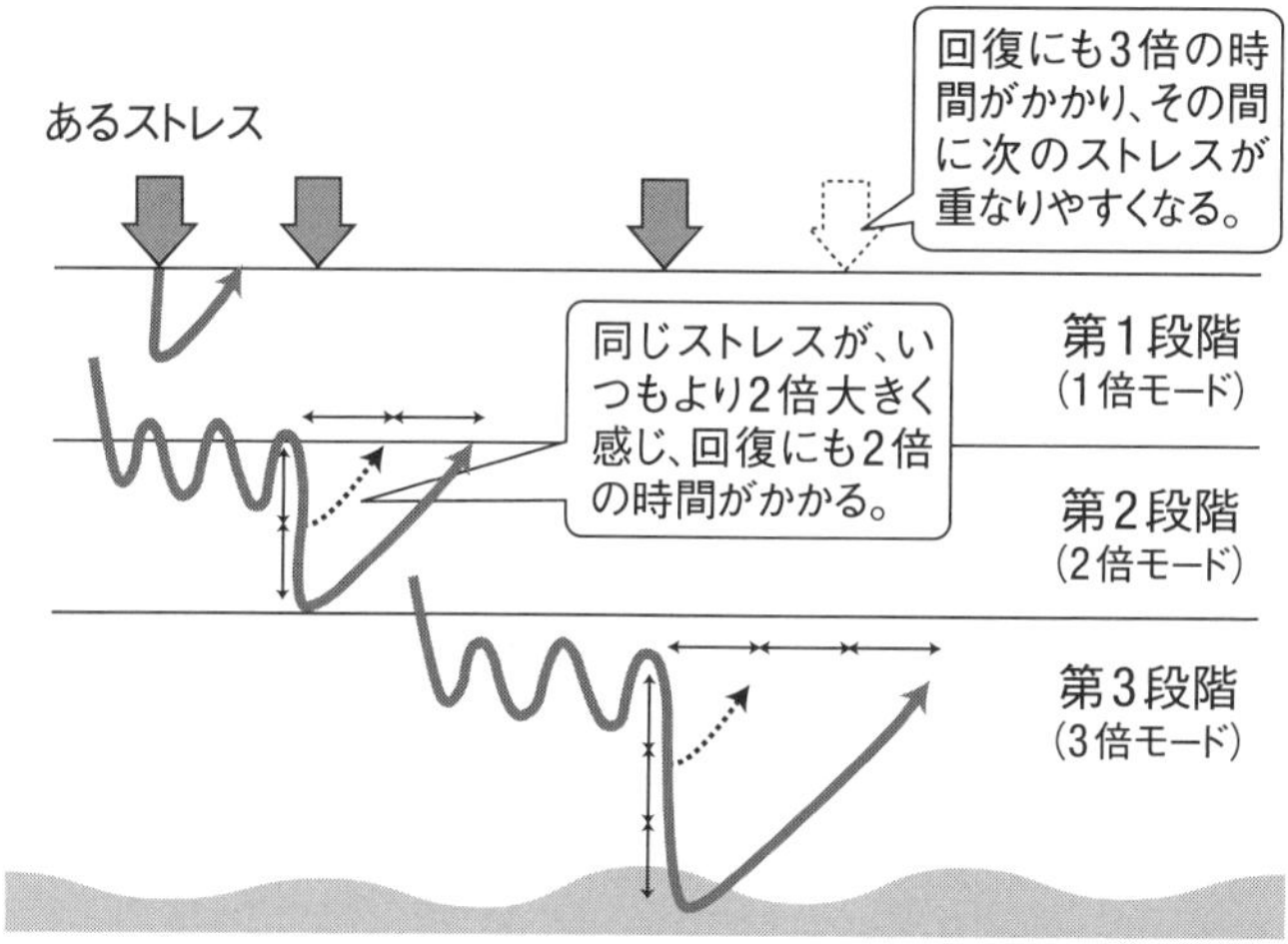
あるストレス
回復にも3倍の時間がかかり、その間に次のストレスが重なりやすくなる。
同じストレスが、いつもより2倍大きく感じ、回復にも2倍の時間がかかる。
第1段階
（1倍モード）
第2段階
（2倍モード）
第3段階
（3倍モード）

「自分のせい」が短期的には一番楽

ムリも第2段階まで進めば、多かれ少なかれ自覚的・他覚的症状が出てくる。表面的なトラブルも発生しやすい。

「いくら蓄積疲労（ムリ）が気がつきにくいといっても、実際にトラブルが多くなったら、周囲も気がついてくれるし、具体的な症状が表れ始めたら、自分でもわかるでしょう。そこまで疲れ切ったら、ブレーキがかかるはず。自分は、結構自分の限界を知っているほうだから、大丈夫……」と思っている人は多い。

実はそう思っている人ほど危ないの

だ。

それは先に述べたもう一つの要因の「別人化」による。つまり、人が変わるからだ。思考が変わり、物事に対する受け止め方や、行動パターンが変わってくる。

ある程度の個人差はあるものの、一般的には、次のような症状が出てくる。

まず、思考力が低下し、物事を決めることができなくなる。考えるのが負担なので柔軟性がなくなり、一つのやり方、これまでの方法にこだわるようになる。

不安が極端になり、悲惨な結果しか想像できない。明るい未来を見られず、将来のイメージを持てなくなることもある。

極端に自分を責め、自信がなくなる。それを他人から指摘されそうで、人を避けるようになる。人を頼れなくなる。

このような別人化が進んでくると、援助を求める、違う見方をする、周囲の空気を読む、自分をケアする、気分転換をするなどのその人が元気な時ならできた、対処行動が、できなくなってくる。

結果として、これらのいわゆるうつの症状が、ムリへの対処を遅らせることになるのだ。

これらの症状の中核は、自責と自信喪失からなる「自己嫌悪」だ。

誰でも、失敗した時は自分を責め、自信を失うが、その自己嫌悪感が「度を越えている」、つまり極端になるのだ。

例えば、これまで20年以上優秀な成績を上げてきたベテラン社員が、「自分は、この仕事に向いていない。これ以上いても会社に迷惑をかけるから、辞めさせてくれ」などと、発言する。

なぜ、こんなに極端に自分を責め、自信を失っていくのだろう。まず、自責傾向だが、自分のせいにするのは、一見とても厳しい選択のように見える。

しかし実は、エネルギーの切れかかっている人にとって、短期的には一番楽な解決法なのだ。今やるのは、「これから頑張らなくちゃ」と考えることだけでいい。

もし、明日休むとなると、それを課長にどう伝えるかに悩み、同僚に仕事を依頼し、先方への断りの電話をどうするかなど、急激に精神的、物理的作業量が増える。それより、自分のせいにしておいて、早く寝たほうがいい。

しかし、当然、それでは事態は改善しない。

じり貧で「このままではダメだ」という不安が募るし、第2段階から表れ始めた身体的な不調も、回復しない。「自分にはどうすることもできない」という感覚が広がり、自信が蝕まれていくのだ。

仕事に関しては、自責や不安から仕事を断れず、しかしエネルギーがないため、作業は進まず、かといって対人恐怖が強いため、わからないところを上司や同僚にも聞けず、他部署から当然の調整を受けても、自分のやり方にこだわり、感情的になってしまう。

苦しいのに、周囲が休めと言っても、仕事にこだわる。後で説明する「仕事へのしがみつき」（70ページ）となり、どんどん状態が悪化していく。

これが長引くと、周囲もだんだん冷たい目で見るようになってしまう。

いよいよ「周囲に認められている」、「周囲や会社から守られている」という自信もなくなってくる。そうなると、助けを求めることや、休みを取ること、受診をすることなどが、とても難しくなる。極端に強くなっている不安が「足を引っ張ってばかりの自分は、解雇される」というイメージを連想させるからだ。

「だったら、死んだほうがいい」と極端に考えてしまうメカニズム

うつになると、エネルギー低下により複雑な思考ができなくなる。「解雇するのかしないのか、離婚するのかしないのか、（もう悩むのは嫌だ）はっきりしてくれ」という感じに

なる。

その極端な例が、「この仕事ができないなら、もう死ぬしかない」という非常に短絡的な発想だ。これを聞いて、周囲は驚き、あわててムリを止めさせようとするかもしれないが、この時点では、なかなか本人が受け入れてくれない。

というのも、この思考は、3段階目の別人状態のものだからだ。

仮に、ある程度話ができても、その時点での感じ方や考え方は、おそらく、その人が元気だった時には、全く想像できないものになっている。これが、別人モードの「別人」たる所以《ゆえん》だ。

それでも、そんなにいつもと違うなら、「これまでの自分とは違う感じ方、考え方をしている」と、自分で気がつくのではないかと思うかもしれない。

残念ながら、それが自覚できないのだ。

例えば、夢を思い出してほしい。夢の中では、後で考えるとおかしいと思うことに、全く違和感を覚えず物語が進行していくことが多い。

別人化は、それと同じような感じで、その時は自分が変だとは思わ（え）ない。自覚症状はないのだ。

「仕事ができなきゃ、死ぬしかない」などと、誰が考えても全く非論理的な思考でも、本人は本気でそう考え、そう感じてしまう。

理屈でいくら説明しても、受け入れてもらえない。そのような思考感情の変化を、精神医学では「妄想」と呼ぶが、うつ状態の自責感や自信の低下は、医学用語でも「罪業《ざいごう》妄想」とか「微小妄想」と名前が付けられている。

「死にたい気持ち」が初めて生じたとしよう。さすがにその違和感は大きいから、「自分はうつだ、おかしい」と気がつくだろう、と期待するかもしれない。実際、十分メンタルヘルスの知識があり、かつ冷静なら、そう気がつけることもある。

しかし、ほとんどの場合は、気づきより、自殺を考えたことのショック、驚きのほうが大きく、かえって自信を失い、「もうだめだ」のほうに傾いていく思考をしてしまうのだ。

ムリしなくても生きられるのに、ムリする矛盾の時代

もともとわれわれには、麻痺させることによって、一時的にムリできるプログラムが原始時代から備わっていた。

しかし、ムリしすぎる事もいけないので、当然、最終的に活動を止めてしまうブレーキ

の機能もある。

短期的、肉体的ストレスでは、このブレーキをかける機能も働きやすかった。ある行動を続けようと思っていても、足が動いてくれないという極端な疲労感、眠気、空腹やのどの渇きなどで、行動にブレーキがかかったのだ。

つまりムリが行きすぎることは少なかっただろう。

あるいは、環境が厳しかったので、ムリしなければ、いずれにしても生き延びられなかった。

この二つの結果、原始時代は心底疲れ果てた人には、なかなかお目にかかれなかっただろう。

ところが、現代では様相が変わってきた。栄養や安全は確保され、ムリしなくても生きていける。しかし逆に頭脳労働を長期的に行うことで、知らない間にムリが深くなってくる。

ムリは限界に達したら、破綻する。それが、うつや自殺という形で表れる。

こんなに心や体を酷使する時代になったのは、もしかしたら、人類史上初のことなのかもしれない。近代化され安全で楽なのに、ムリの破綻の一つの形である「自殺」が増えているという、矛盾の時代なのだ。

(2) 個人のムリの防ぎ方

「ムリするな、なんてムリ！」と開き直る前にできること

ムリをしている人は、「だって仕方がないじゃないか。やるべきことが、たくさんあるのだから」と思っている。

また、この不景気の中、実際に非常に苛酷な労働条件の中で必死に働いている人も多いだろう。本項では、そのような物理的に避けようのないムリではなく、自分で対処できる範囲のムリへの対策を考えてみよう。

ただ、これまでに説明してきたように、本人の想いとは別に、実際は「自分で自分の首を絞めている」ケースが案外多いのだ。しかも、重症化しているケースは、ほとんどの場

合、少なからず自分で自分を追い込んでいる部分がある。

というのも、現代は、「女工哀史」の時代ではないからだ。

過労死や自殺は重大な問題ではあるが、厚生労働省の指導や産業界の自主的な改善も進み、極端にムリを強いられる職場は少なくなっている。もし厳しい労働環境に置かれても、少なくとも、辞める自由はあるはずだ。メンツや体裁さえ捨てれば、他にもいろんな仕事をすることができるし、病気になったとしても社会保障を頼って生きていける、それが今の日本だ。

それでもムリに陥っているのは、むしろ、（客観的にみると）自発的にそうしている人の場合が多いのだ。

この状況は、現代人の栄養環境と似ている。

現代社会では普通に生活していれば十分な栄養が取れる。しかし、自分で勝手にダイエットしたり、偏食したりすることで、現代でもかなりの人が栄養失調になっているという。

現代の日本は自由で安全だ。

だからといって、何も考えず欲求のままに生活していれば、ムリなダイエットで栄養失調にもなるし、ムリをしてうつにもなる。

自分の健康を守るため、むしろ昔より知恵と工夫が必要な時代になってきているのだ。

さて、この章のタイトルを見て、「ムリするな、なんてムリ！」と、すぐ反応した人。その人は、すでにムリが来ているのかもしれない。先に紹介した極端な思考の偏りのせいで、「絶対休めるわけない」という短絡的でイライラした思考になっている可能性がある。私はうつの人をサポートしている人間だ。ムリが来ている、つまりうつっぽくなっている人にとって、他人からアドバイスされることがどんなに嫌で苦しいかは、十分にわかっているつもりだ。しかしそんな状態でも、本からなら、少しは冷静にアドバイスを受け入れられる。

本書でも、全くムリなことを要求しようとは思わない。

「ムリ！」と思っても、一呼吸して、項目だけでも斜め読みしてみよう。そして、もしできそうなら、それを少しでも取り入れてムリの泥沼から這《は》い上がるきっかけにしてほしい。

ムリを防ぐには第2段階までが勝負――まず疲労に気づく

個人ができるムリ対策は、第2段階までが勝負だ。つまり、完全に別人化する前まで。この段階なら、なんとか自分でも様々な対処をすることができる。第3段階で別人になってしまうと、プロの力を借りないと、上手に対処しにくくなる。

最初の対策は、蓄積しつつある疲労に気づくことだ。これまでも説明してきたように、もともと疲労は知覚しにくい性質を持っている。

何とかムリの進行を知るため、次のような手段を取ってみよう。

まずは、ムリの兆候を自分自身で把握する努力をすることだ。

先に紹介したように、ムリは体（健康）、人間関係、行動、心（感じ方、考え方）に表れる。

ところが、何らかの変化が表れていても、自分なりの理由を付けて納得してしまっている。すると、変化も変化と認識できない。

そこで、軍隊がよく使う情報収集の視点を紹介しよう。

それは、ＥＥＩ（Essential Element of Information）という考え方。敵がどのような活動をしているかわからない時、相手の行動を読んで、もしそうならどんな変化が見えるだろうかと予測し、その変化に注目して情報収集するのだ。

例えば、攻撃すると読んだなら、「この道路の交通量が増えるはず」とか、「直前に通信量が増える」などのチェック項目を挙げ、その文脈で情報処理する。すると、漠然と見ていただけでは気がつかない兆候に、一貫性を見出しやすいのだ。

ムリに関する情報も、この方法で見ないと、なかなか兆候に気がつかないだろう。例えば、「自分は大丈夫、全然疲れてなんかいない」と思っている人でも、試しに、「もしかしたらムリが来ている、疲れているかも……」と考えてみる。もしそうなら、どんな変化があるだろうかと想像し（EEIを立てる）、その変化を探してみる。

例えば、最近のあなたが、子供のしつけで悩んでいるとしよう。なかなか言うことを聞かないし、つい手が出る事もある。どうしたら言う事を聞くのだろうかと、いつも考えているとしよう。あなたの頭の中では、「子供が悪いから、叱っている」と思い込んでいる。しかし、これも「ムリ」の一つの兆候ではないか、という目で見直してみると、イライラが生じ、子供に当たっている、と見られないこともない。「人間関係」と「行動」の変化だ。

その他の行動も、この線でチェックしてみる。忙しいから増えていると思っていた、タバコの増加も行動上の変化かもしれない。そういえば、パチンコに行く回数も増えている。

さらに職場での自分を振り返ってみると、最近ある部下をたびたび叱責し、職場での雰囲気が悪くなっていると感じているのだが、これももしかしたら、相手が原因ではなく自分自身の「人間関係の変化」かもしれないと思えてきた。

健康面の変化はないだろうか。運動不足だからと考えていた、肩こりと腰痛。歳だから、と始めたサプリメント。帰宅が遅いから仕方がないと思っていた夜の眠りの浅さ、そのほかにも休日もずっと眠っていたいと思うなどの変化を確認できた。

人知れず進んでいるムリの存在を、初めて意識できたのだ。

ＥＥＩによる情報収集というと、なんだか特別のことをするみたいだが、交通事故予防の「予測運転」と同じ原理だ。道路に転がってきたボールを見て、ただ漫然と前を見ているだけの人は、死角から飛び出そうとしている子供の存在を予測できない。「そのあとに子供が飛び出してくる」と予測できる人は、車を減速させ、事故を防ぐことができる。「そのつもりで見てみる」、これが人生でも安全運転のコツになる。

「時間」で疲労を管理する

とはいっても人は、「自分は疲れている」と思うより、「疲れてなんかいない」と思ったほうが、元気が出る。例の麻痺システムによる快感だ。だから、どうしても疲労は気がつきにくい。

ならば、「もともと知覚できないもの」という前提で、対処を考えることも一つの手だ。

それは例えば、放射能対策と同じようなものだ。

福島の原発で復旧作業に従事する自衛官は、放射能の被曝《ひばく》に対処しなければならなかった。

ご存じのように、放射能は知覚できない。さらに、一時的に大きな量を浴びると危険だし、日々は小量の被曝でも、それが蓄積していくと健康に害を及ぼす。

このメカニズムは、疲労（ムリ）と似ている。だから、放射能対策を疲労対策に応用するといいだろう。

被曝対策として、まず、1日の作業時間が決められた。1日1時間と決められた隊員は、まだ活動できても、あるいは作業の途中でも、きっぱりあきらめて、帰り支度をする。

それぞれの隊員の作業時間は管理され、ある一定以上の時間を超えた隊員は、いくら本人が希望し、いくらその技能が必要でも、現場作業からは外された。

疲労も原則的には、これと同じ方法を取ればいい。知覚できなければ、知覚できるもの、たとえば「時間」、「業務量」などで、ストップをかける。

このなかでも、一番手っ取り早い方法が「時間」で管理する方法だ。

だからこそ、労働基準法で労働者の時間が管理されている。
ただ、外的な制約では、「自発的なムリ」はなかなか止まらない。
本人の自覚が必要だ。次はその問題を考えてみよう。

「頑張らない自分」を認める——価値観の修正トレーニング

ムリをしないための具体的なポイントを二つ紹介したが、実はそれがわかっていても、実行するかどうかは本人次第だ。

何しろ、ムリのサインが出ても、それを（意識的・無意識的に）無視するからだ。

ムリをする人の場合、方法論がないのではなく、「ムリをすることが好き」という根本的な性格を何とかしなければならない。

具体的には、「頑張らない自分」を認めること。つまり価値観の修正だ。これが一番難しく、本人にとって一番苦しい。

特に、疲労が蓄積して思考が停止してしまってからでは、この価値観の修正はほぼ不可能に近い。元気な時か、せめて軽傷の時に、この思考（価値観）の修正トレーニングを行うべきだ。

いくつかのポイントを紹介しよう。

①「方針変更」ではなく「追加」と考える

ムリを止められないのは、子供の心の強さが強すぎるからだ。これは、習い性になっていて、なかなか変わらない。

変えるには、まず理屈で理解し、次に実際に行動し、その行動に慣れていくというプロセスを踏む必要があるだろう。

というのも、いきなり行動だけを変えても、頭の中でそれが「本当に必要なことだ」と思っていなければ、続かない。

また、理解だけしても、具体的な行動が伴わなければ、体や感性が納得せず、結局その行動は長続きしない。

「理解→行動→習慣化」というプロセスが大切なのだ。

そこでまず、理屈のアプローチからはじめよう。

先に紹介した大人の心の強さ、子供の心の強さという説明は、この理屈からのアプローチの中核部分だ。

ムリを溜めやすい人の心は、確かに「強い」心ではあるが、それは子供の心の強さ。大人社会では、それだけでは通用しない。

それは、わかった。しかし、だからといって「子供の心の強さを捨てなければならない」と考える必要もない。「昔の自分を捨てて、新しい自分になる」という発想だと、以前の自分を自己否定することになる。努力してきた人、成功してきた人ほど、これまでの生き方を否定する作業には抵抗感が大きくなる。

そこで、こう考えてほしい。大人の心の強さは、子供の心の強さのベースの上に、さらに付け足すものである、と。過去の否定ではなく、新しい技をもう一つ覚える事なのだ。具体的にいうと、頑張る自分を捨てる必要はない。ただ、状況に応じては、「頑張らない」という選択もできるようにする。

そのためには、無意識と意識のバランスを取った目標の設定がポイントとなる。

②無意識と意識の折り合いをつける「目標の7〜3バランス」

新しい自分を作り出すとき、陥りやすいのが目標設定のミスだ。

よくあるのが、今の自分を完全否定して、新しい自分に向かってまっしぐらに行動を変えようとするケース。

実は、理屈では新しい自分（なりたい自分）の方向を向いていても、無意識がつかさどる体や感情、意欲などは、「今の自分」から、なかなか変わろうとしないのだ。

意識は確かにやる気を振起《しんき》する。しかしそれは短期的なもの、つまり瞬発力だ。

これに対して、無意識は長期的な意欲、つまり持続力をコントロールする。

結局、勢いよくスタートはしたものの、無意識の協力を得られない限り、あなたの努力は三日坊主に終わってしまう。

ダイエット、自己啓発、生活習慣の改善、禁煙、禁欲などが挫折しやすいのは、ほとんどのケースが、無意識の協力を得られないからだ。

というのも、「今の自分」には、無意識的にそれなりの理由がある。

例えば、ダイエット。

人の体は、原始時代の食べ物が大変少ない時を基準にできている。エネルギーを蓄えようとする酵素は、20種類以上あるが、血糖値を下げようとする酵素は1種類しかないという。だから、我々は、現代の高カロリーの食事を続けていると糖尿病になりやすい。

「ダイエットしなきゃ」と、決意を固めてスタートしても、無意識がつかさどる体のほう

図4　7〜3バランス目標設定法

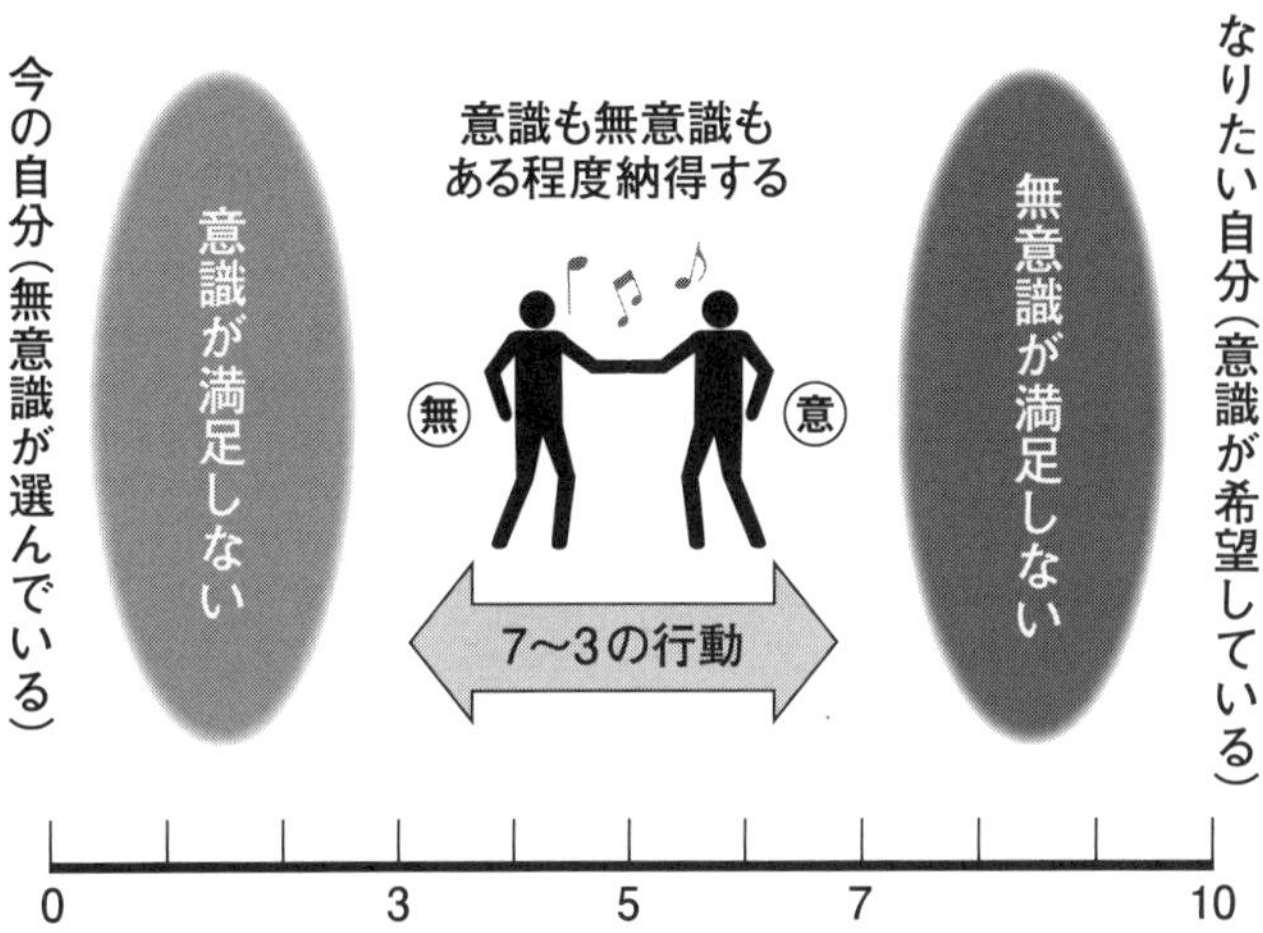

は、原始時代感覚で一層の飢餓に備えるように、食欲を刺激し続ける。結局、少し時間がたつと、無意識のほうが優位になることが多い。ダイエットの難しさは、ここにある。

同じように、「頑張る自分」にも、無意識の言い分がある。「頑張らないと、成功しないではないか！」と無意識は必死に叫ぶだろう。そこに、「頑張らない」自分でいいんだと、理屈が説得しても、無意識は、その方向に進むことに抵抗するばかりか、恐怖さえ感じてしまう。

そこで、無意識の拒否権を抑えながら、意識のほうに動かす、つまり〝変わる〟ための具体的ツール、「目標の7〜3バランス」を紹介しよう。

図4（前ページ）のように、なりたい自分を10とし、現在の自分を0としたら、具体的行動を、7から3の間にイメージするのが7〜3バランス目標設定法だ。

いわゆる、「70点でOKとする」という完璧主義修正法と同じように思えるかもしれないが、少し違う。

「70点でOK」は、80点でも、90点でもOKだが、7〜3バランス法では、80点、90点を出しては「いけない」のだ。

例えば、80点の行動とは、なりたい自分には近いが、現在の自分からはかなり離れすぎている。

意識は、「やった、やれるぞ!」と思っても、無意識が「待てよ、このままじゃ危ないんじゃないか」と三日坊主ブレーキを発動させてしまう。

では、逆に20点ならどうか。

これでは、「変わった感じがしない」という事で、意識が満足しない。

そこで、7〜3の行動という訳だ。

この範囲なら、無意識も意識も妥協する。その行動を重ねているうちに、無意識が「大丈夫かもしれない」と納得し始めると、ムリをせずに生活に取り込めるようになる。つまり、「今の自分」が変化していくのだ。

もし、さらに「なりたい自分」の方向に進みたければ、新しい今の自分と、なりたい自分の中で、7〜3バランスの具体的行動を続けていけばいい。

このように、人の行動は徐々に修正していかなければ、必ずブレーキやリバウンドが生じるのだ。

具体的な目標設定で、自己評価を上げる

具体的な例で考えてみよう。

例えば、「人から頼まれると嫌と言えない」という今の自分がいる。

他人には、「忙しい、大変だ」と言っているくせに、内心では、そんな自分が好きだし、その行動をしていると、安心し、変な充実感も味わえている。だから、変わりたくても変われないでいる。

そんな人が、何らかのきっかけでムリしない体質に変わりたいと思ったとしよう。

イメージするのは、自分の主張がしっかりできる姿だ。自分の仕事が忙しいなら、「す

いません、今私はこの仕事でいっぱいです……」とか、「その仕事ならTさんのほうが専門ですし、本来彼の仕事範囲です」とか、「Fさん今暇そうですから、Fさんに頼んでください」などと強気の発言ができることだ。

これを10のイメージとしよう。

しかし、確かに理屈ではそうだが、上記のような発言をすると「上司に嫌われる」、「自分のことばかり主張すると思われる」、「能力がないと思われる」などの恐怖を感じる。無意識の子供の心が皆に好かれなければならない、つらいことから逃げてはならない、と叫んでいるからだ。

そこで、7〜3の状態にあたる反応を具体的にイメージしてみる。

例えば、上司に頼まれたら、

3レベル：すぐに、ハイと元気に答えるのではなく、少し悩んでいる様子を示す。

5レベル：「今、ちょっと手が離せないんですが……。どうしても急ぎなら、そちらを優先します」

7レベル：「今、ちょっと手が離せないんですが、誰か他の人にお願いしていただけませんか。もしダメなら、もう一度、言ってきてください。仕事内容によっては、お受けで

図5　7～3バランス目標設定法の効果

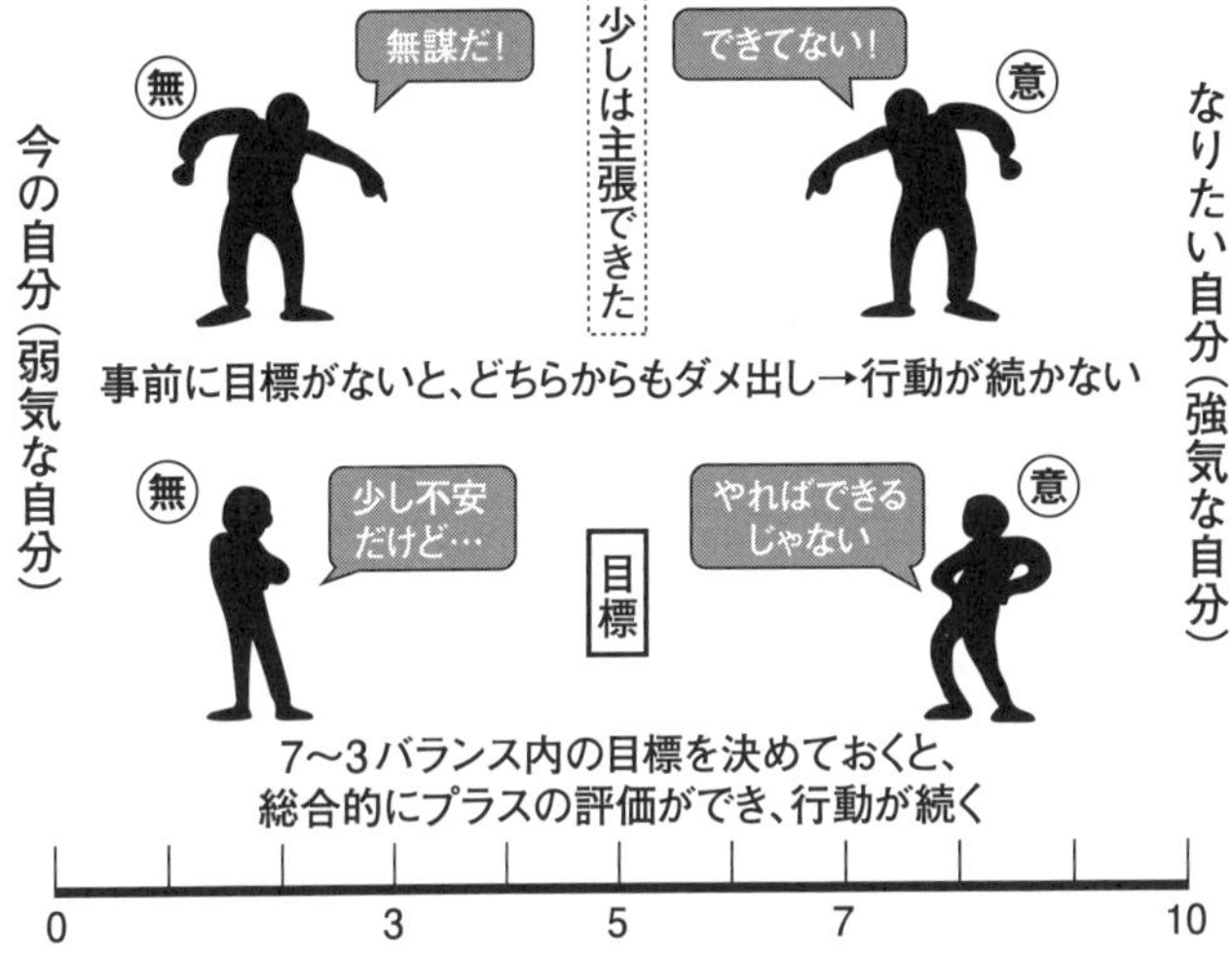
今の自分（弱気な自分）
なりたい自分（強気な自分）
無
無謀だ！
少しは主張できた
できてない！
意
事前に目標がないと、どちらからもダメ出し→行動が続かない
無
少し不安だけど…
目標
やればできるじゃない
意
7～3バランス内の目標を決めておくと、総合的にプラスの評価ができ、行動が続く
0
3
5
7
10

きるかもしれません」

重要なのは、このように「具体的に考えてみる」という事だ。

考える事で、現実的なイメージがわく。すると不必要な不安が減り、冷静に対処できるようになる。

さらにもう一つ非常に重要なことがある。7～3バランスでの目標設定は、結局、自己評価の向上につながってくるのだ（**図5**）。

もし、上司から仕事を頼まれ、あまり考えずに、結果として5レベルの対処ができたとしよう。客観的にみると、まあまあの対応だ。

無意識のほうは、この5の行動に対

し、「かなり大胆な行動をしたな、大丈夫かな……」という不安を持っている。

これに対し、意識が、もし「ちょっと弱気だな。まだまだだ」とダメ出しをしたらどうなるだろう。あるいは、その後結局仕事を請け負うことになり、「結局、自分の主張が通らなかったんだから、0点！」などと、辛口の評価をしたらどうだろう。

5の行動に対して、意識のほうが「OK」を出していれば、（まだ5段階なので）それほど大きくない無意識の不安をカバーすることができる。

ところが、意識にも×をつけられたら、結局その行動によって得をすることがないため、その行動を続けようというモチベーションにはならない。つまり、変われない。

しかも、努力したのに結局「ダメな自分」、「どうせ、自分は変われない」と、自信の低下につながってしまう。

これに対し、あらかじめ具体的な目標設定（この場合5の行動）をしておくと、たとえ結果的に仕事を請け負っても「よし、5レベルの反応ができた。だいぶ前進した」と自分をほめる事ができる。自信もつくし、当然、次の行動へもつながりやすくなる。

「しがみつき」に注意

ムリをしがちな人に共通する行動上の特徴がある。
それは、私が「しがみつき行為」と呼んでいる癖だ。

厳しい状態に追い込まれると、それを忘れようと、ある行為をする。本人にとっては、つらい事から一瞬でも逃れるための必死の行動であるが、周囲から見たら、それをやるから、逆にストレスを増やしているように見える。

本人も、だんだんその悪循環に気がつくようになってくるが、それしか対処の方法がないので、苦しければ苦しいほど、それを続けてしまう。まるで、「しがみついている」ように見えることから、「しがみつき行為」と名付けている。

例えば、アルコール、タバコ、ギャンブル、インターネット（ゲーム、SNS）、乱れた異性関係、借金、買い物、自傷行為、暴力行為……。いわゆる『依存』と呼ばれるような状態になる。

しがみつき行為は、ムリを悪化させるだけでなく、その人の評判まで落としてしまう。

しがみつきは、なんとか早めに対処したい。というのも、ムリが深くなってくると、しがみつきの悪影響も大きくなるのだが、「それしかない」ので、その時点でしがみつきをやめさせるのは、至難《しなん》の業《わざ》になるからだ。

しがみつきは、第2段階までで、コントロールしなければならない。

アルコールやギャンブルなどは、周囲にも「よくない対処」とわかりやすいしがみつき行為だが、ムリにつながる最も気をつけなければならないしがみつきは、「仕事へのしがみつき」だ。

苦しければ苦しいほど、仕事から離れられない。短期的な仕事に集中し、何らかの目に見える成果を上げる快感で、何とか日々のうつうつ感を忘れられる。皆と一緒に仕事をしているという仲間感も感じられる。

体の不調に対しても、「忙しいから」と言い訳がたつし、周囲からも、「大変ですね」と温かい支援をもらえる。

仕事の忙しさは、心地よいのだ。

ただ、ムリも第2段階になると、少し様子が変わってくる。

何とかゴールまでと必死で頑張り、ある目標を達成したとする。元気な時なら、次の目標に向かってすぐに走り始めていたのだが、ムリが第2段階に達していると、目標達成の後、ぽっかりと無気力になる時期が訪れる。

一般的に「燃え尽き」とか「荷卸《におろ》し」といわれる無気力感だ。同時にイライラが生じることも多い。この落ち込みで、慣れ親しんだ仕事を辞めてしまう人もいる。

多くの人は、そこで仕事やストレスフルな環境から距離を取ることができる。そのための無気力感だ。しかし、仕事しかストレス解消法がないと、仕事にしがみつくしかない。職場に行くと、少し落ち着き、エンジンもかかり、何とかその日を過ごせる。しかし、やる気と能率が落ちてくるので、だんだん仕事が溜まってくる。

もともと、責任感があり、きっちりと周囲の期待に応えてきた人が多いので、仕事の遅れは、彼にとって大きなプレッシャーとなる。自分と周囲に対するイライラも募る。だから、残業や休日出勤が増え、一層ムリに拍車がかかってくるという悪循環に陥るのだ。

仕事へのしがみつきは、周囲も止めてくれない。というか、周囲にとっては、少し苦しげに見えても、仕事をしてくれているのだから、ありがたい。

結果として、多くの人が接する中で、ムリにムリを重ねる状態が、人知れず、深い段階まで進んでいくのだ。

「動」と「静」のストレス解消法を持つ

では、しがみつきを持っている人は、どうすればいいのだろう。

ここでも、7～3のバランス感覚を思い出してほしい。しがみつきがある自分も、それなりの理由があってのこと。その行為を全面的に否定する必要はない。

自己否定ではなく、追加するという発想を思い出してほしい。ストレス解消法を、追加、つまり増やしておくのだ。アルコールなども、完全に否定して断酒しかないと思わず、上手に飲むという5ぐらいのバランスで目標を設定する。それで我慢できるように、アルコール以外のストレス解消のツールを準備しておくのだ。

図6は、ストレス解消の方法に関する調査結果だ。男性に特徴的なのは、アルコールとタバコが多いことだ。陸上自衛官に聞くと、これに運動が加わる。陸上自衛官から、運動とアルコールを取り上げると、かなり苦しい生活を余儀なくされる。

実は、平成15年から5年強続いたイラクへの派遣では、そういう事態が生起していたのだ。

図6 ストレス対処法は？

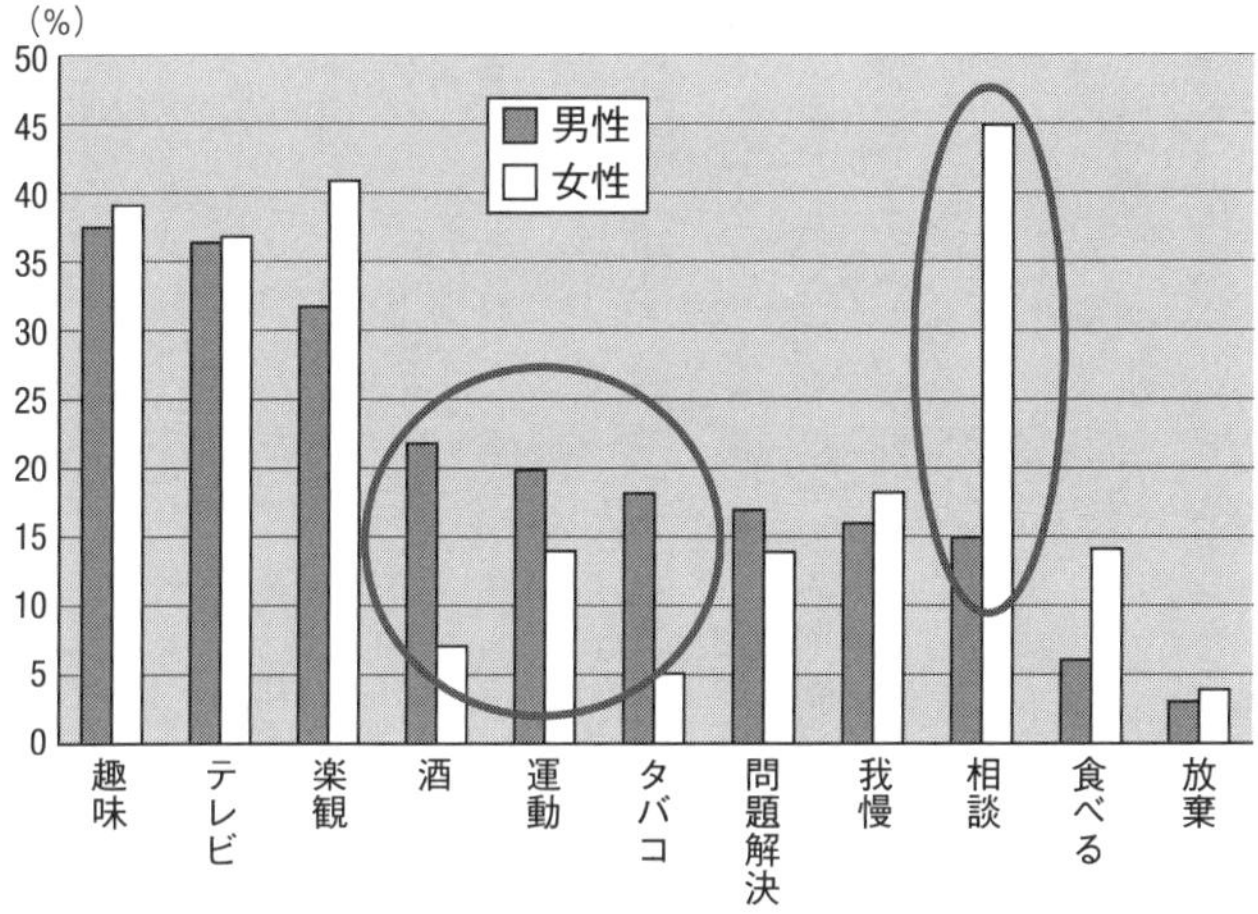

（厚生労働省2007、国民健康・栄養調査より作成）

イスラム教の関係で、現地でアルコールは飲めなかった。また、ロケット砲などで砲撃される危険があったため、ランニングなどの屋外での運動もかなり規制されていた。

この教訓から、日頃から複数のストレス解消法を準備することを、ストレスコントロールの教育などを通じて、隊員に指導するようになった。

ポイントは、「動」と「静」のストレス解消法を持つことだ。特に「静」のストレス解消法を準備することを強調している。

エネルギーが低下している第2段階以降は、活発に活動する「動」のストレス解消法は、確かに快感も大きいかもしれないが、その活動のための疲労が大きく、結果的にムリが深まっていく。

例えば、疲れている人が、休日に趣味のサッカーをしたとしよう。その時は楽しいかもしれないが、次の日はもっと疲れている。

ドライブや海外旅行なども、かなりのエネルギーを使う。

夜更かし系のストレス解消法も、第2段階以降はマイナスが大きくなる。アルコールが加われば、さらによくない（アルコールについては、後述）。

第2段階以降は、静のストレス解消法を選択するべきなのだ。

ヨガ、軽い散歩などは、疲労回復に効果があることが証明されている。

話をするという作業は、悩みの整理になるだけでなく、静のストレス解消法でもある。**図6**にあるように、女性は上手に使えるが（相談の項目）、ぜひ男性にも上手く使ってほしいツールだ。

他にも、森林浴、庭いじり、俳句や短歌、囲碁や将棋などの頭脳ゲーム、読書、音楽（聞く、奏でる）、映画鑑賞、プラモデル作り、料理、日曜大工などの単純作業、何か作り出す作業などは、心に栄養を与える。

ただし、オンラインゲームやマージャンなどのギャンブルは、なかなか抜けにくいし、夜更かしになりがちだ。お金を使いすぎたりすると、後で自責感が大きくなるというマイナスも大きい。注意が必要だ。

このような、静のストレス解消法は、動のストレス解消法に比べて、瞬間的な快感が少ない。しかし、続けているうちにじわじわとその良さがわかってくる。

だからこそ、第2段階までの比較的元気な時に、「育てて」おかなければならないのだ。

生きるために必要な「三つの自信」

これまで説明した「自分のムリを止められないこと」は、実は本人の「生きる自信」という概念と大きく関わっている。

私は、自信を3種類に分けて考えている。

第1の自信は、できるという自信。英語ができる、逆上がりができる。この概念はわかりやすい。

できないことが重なると、「何をやってもダメ」という全体的な自信低下（全体無力感）に陥る。

第2の自信は、自分の体や頭脳の機能に対する自信。「自分は、機能している」という感覚だ。

この自信は、通常は「当たり前」のこととして、あまり実感を伴わない。その当たり前が、当たり前でなくなった時、我々は大きく動揺する。

失明の恐怖、がんを宣告された時の絶望、アルツハイマー病になっていく恐怖、自分の体が次第に動かなくなっていく不安などがこの第2の自信が脅《おびや》かされる状態だ。顔や体の老化を感じた時の絶望もこれに入る。

そんな時、誰でも落ち着いてはいられないだろう。

これは、原始人的な自信の低下だ。原始時代は、病院や警察がない。足を骨折した、目が見えない、という事は、今後、狩りができなくなる、獣に襲われる可能性が増えるなど、命の危険性が急に大きくなってしまうことにつながるのだ。

第1の自信の場合、一つの「できない」は部分的な出来事にしかすぎない。しかし第2の自信が喪失する時、それは即「全体無力感」につながる。

逆に、我々は、トレーニングによって体が動くようになると、なぜか嬉しい。若いね、などと言われると、舞い上がる。これは、第2の自信が増強されるからだ。

このように、第2の自信は、我々の行動の根底を人知れず支えている重要なものだ。ムリで、体が動かなくなると、この第2の自信が脅かされてくる。

第3の自信は、周囲に受け入れられるという自信だ。

日本人は、特にこの自信の有無に行動が左右される。

農耕民族を祖先に持つ日本人は、村八分《むらはちぶ》を恐れる。村八分になることが、「生きていけない」に通じるからだ。

さて、ムリをこの自信の観点からみてみよう。

我々がムリをするのは、第1の自信を失いたくないからだ。そのために必死に頑張る。ところがそうしているうちに自分の体と心がコントロールできなくなり、第2の自信を失う。第1を補おうとすると、第2が崩れ、第2を補おう（例えば、休もう）とすると、第1が脅かされる状態になる。

そしていよいよ休むかどうかの瀬戸際になった時に、大きく関わってくるのが第3の自信だ。ムリ対策には、この第3の自信への対応がポイントとなる。そこで次は、この第3の自信へのアプローチについて考えてみよう。第3の自信は、周囲との関係性の中で築かれていく。

日本人が、ムリしていても休めない理由

単独で行動する狩猟民族を祖先に持つ人たちは、自分の行動に責任を持つし、休みたい時も自分で決めて、休める。

体を壊したからといって、誰も面倒を見てくれないから、健康管理は自分でやらなければならなかった。

ところが、集団で作業をする日本人の場合、少し様子が違ってくる。

田植えや稲刈りという一大作業では、集団の力が必要だ。

そんな時、少しぐらい調子が悪いからといって、休むような奴は、周囲から白い目で見られた。

それより、ムリを押して作業に出たほうがいい。

仮に、その後しばらく寝込むことがあっても、仲間が助けてくれる。

この時重要なのが、自助努力だ。

その人なりに必死に努力した結果が、「動けない」という状態なら、仲間たちは、「休め」と言ってくれる。

ずる休みを極端にきらう。これが、日本人の精神構造なのだ。

だから、我々はどうしても、ムリを溜めやすい。

特に、第3の自信が薄い人。つまり、自分は集団に守られていると感じられないでいる人ほど、休むのが怖くなる。

では、会社を背負ってきた人、つまり周囲から受け入れられている人は、どうだろう。休めるのか。

体の病気なら、休める。

ところが、メンタル、つまりうつ状態が主体のムリは、そんな人でも休みにくくなる。

体の病気は、誰でも「大変だ、苦しそう」というのがわかるが、メンタルの場合、その苦しさの度合いや「自助努力」が目に見えないからだ。

また、本人が「別人化」してしまうと、元気な時なら「会社は自分を守ってくれる」と思えていても、第3段階になると、「誰も自分を守ってくれない」という思考になってしまう。だから、休めなくなるのだ。

ムリを続けると、結局会社に迷惑をかける

では、現代社会で、現実に休まないでムリを続けたらどうなるのだろうか。

本当に周囲に迷惑をかけるのだろうか。

もちろん、ぎりぎりの人数で仕事を回している場合は、1人が欠けるとその他の人に大きな負担がかかるだろう。

しかし多くの場合、「他人に迷惑をかける」の程度は、本人が思うほど大きくない。というのも、現実には、第2段階になると、もうすでに作業能力が落ちている場合が多いからだ。仕事を溜めこみがちになり、全体の仕事にも影響を及ぼしている。しかも、イライラしたりしているので、その意味ですでに周囲にも迷惑をかけている。

周囲の人々も、「むしろ、休んでほしい」と思っていることが多いのだ。

さらにその状態でムリを続けると、結局、自分の健康を損なう。重いうつ状態に陥ると復帰にはかなりの努力と工夫がいるので、ずっとうつから抜けられない人も出てくるだろう。

また、第3段階になると、抗《あらが》いがたい不調が急に表面化するので、仕事を投げ出すこと

になる。自殺未遂などの形を取ることもあるだろう。

会社は、その対応に追われる。つまり本人が一番恐れていた「迷惑をかける」が現実になるのだ。

そして、本人が一番気にしていた「評判」も一気に落ちてしまう。

日本人の休み方の作法

では、周囲のことなど気にせずに、疲れたら休みたい時に休めばいいのか。

これまた、極端で現実的ではない。

新型うつが、話題になっている。

現代の若者は、権利意識ばかりが強くなってきてしまっている。精神科への受診の抵抗感も薄くなった。急に受診し、その診断書を盾に、会社の都合など考慮せずに、休みを取る。

アパートでしっかり休養しているなら、会社も理解できるだろうが、本人はその休暇を利用して海外旅行に行ってしまう。

本人にしてみれば、楽しい事をしてうつうつとした気分を一掃しようとする、動的ストレス解消のつもりだ。しかし、結局、疲れはどんどん溜まり、会社に戻っても、また仕事ができない。

会社がそれを注意すると、本人はイライラしているので、「パワハラだ。訴える」などと、トラブルを大きくしてしまう。

周囲を気にしてまったく休めない人、逆に自分勝手に休む人。どちらも極端で、全体的にはマイナスが大きくなる。

ここでも、7～3バランスが必要だ。

そのようなクライアントには、「日本人の美しい休み方の作法」を教えてあげることにしている。

弥生時代だと思ってほしい。

ある男が、病気になった。熱があり吐き気がし、体がひどく重い。

ところが、今日は大切な稲刈りの日だ。

男は、不調を押して外に出る。ふらふらしている彼を見て、隣の夫婦が「大丈夫か」と声をかける。「休んだらどうか」との言葉をさえぎり、男は田んぼへ赴《おもむ》き、皆と一緒に作業を始める。

しばらく作業をしていたが、男はバタリと倒れてしまう。

周囲が騒然とし、水を持ってきたり、さすったりして「休め」、「家へ帰れ」とすすめるが、男は、「大丈夫、大したことはない。大切な稲刈りだから、もう少し頑張る」と言い張る。

そこに、村の長《おさ》が現れ、どうしたと聞く。

隣の夫婦が、「朝から調子が悪そうで……、休めと言っても本人が、聞かなくて」と経緯を説明する。

村の長は、「お前は家で休んでいろ。あとは任せておけ」と指示をする。

仲間に家に運ばれた男は、そこで初めて「心から休める」のだ。

大変面倒くさく、ばかげているように見えるかもしれないが、これが日本人気質なのだ。

では、現代社会では、具体的にどうすればいいのだろう。

ポイントは、周囲に自分の苦境と、自助努力の意志をわかってもらうことだ。しかし、この作業を自分で行うのは、難しい。

自ら「私はこんなに苦しくて、でも一生懸命やろうとは思っている」などと言うこと自体、日本人には、はしたないように思える部分がある。

だから、第三者に支援してもらうのだ。

隣の夫婦が、村の長に一生懸命説明してくれたように、誰かに、自分の苦境を理解してもらい、周囲に説明してもらうのだ。

例えば、同僚に、自分の今の状態を打ち明け、それを上司に伝えてもらう。カウンセラーや産業医に依頼する手もあるだろう。

注意しなければならないのは、仮に第三者の力を借りて自分の苦しさを伝える時でも、上司や周囲の人を、責めるような態度を取ってはいけないということだ。

権利を主張し、ある条件を得ても、それは単に第1の自信「できる」を満たすだけで、結果として周囲の反感を買う。重要な第3の自信は、むしろ低下させる行為になる。

災害など、ムリしなければならない時もある

とはいえ、人生の中で、ムリしなければならない時もあるだろう。

仕事の場合は、まだほかの人もいる。ところが、私的なトラブルは自分で解決していかなければならない。

人災・天災なども、こちらの都合など、お構いなしにやってくる。

そんな時はまず、「今、自分はムリをしている」という自覚を持つことが大切だ。自覚がなければ、対策も打てない。

そして、ヒトの限界の目安を知ること。

例えば、砲弾が雨あられと落ちてくる戦場なら、どんな人でも、1カ月で、だめになる。人として正常な判断や思考ができなくなるのだ（実際には5％ほどの人間は戦場に適応する。ちなみに、それらの人は平和な社会では、犯罪者であったり、暴力的行為が問題になっていた人たちだ）。

私たちの経験では、海外などでのこれまでとは異なる環境の中で、精神的にも緊張する作業を続ける場合なら、3カ月。日本の中で、残業続きの日々が続く場合なら、1年。これが限界だ。もちろん目安に過ぎない。人間には、動物として「動き続ける」限界がある、という事を意識してもらうための目安だ。

ムリをしていると自覚できたら、次の二つに気をつけるといい。

一つは、とにかく「睡眠」を確保すること。睡眠は疲労回復の特効薬だ。

もう一つは、「動的ストレスケアを控える」こと。

そして、無事にその時期を乗り越えられたとしよう。

危機が去った解放感に浸るかもしれないが、実はそこからが要注意時期に入る。

その後、しばらくは体の中にムリが溜まっている。それが抜けるまで、負荷《ふか》をかけてはならないのだ。

このことは、ムラの項目で説明しよう。

ムリが第3段階に達した場合は、専門家の力を借りる

ムリが第3段階に達し、うつ状態の兆候が強く出ているなら、休むしかない。しかし仕事を休んだり、人の助けを求める事を、本人任せにしてもなかなか進まない。別人化しているからだ。

うつとは、思考・感情が支障をきたす病気。つまりAという刺激に対し、普通ならBと思うとしよう。うつになると、Aに対してBではなく、Cと感じ、行動してしまう。

仕事が進まない（A）⇒それは疲れているから（B）。

疲れている（A）⇒だから休まなければならない（B）。

これが、普通の感じ方だ。

ところが、うつになると、

仕事が進まない（A）⇒それは我慢が足りないから（C）。

疲れている（A）⇒それを見せたら見捨てられる（C）。

と変わってしまう。だから、病的状態なのだ。

こうなってしまうと、自分で自分をコントロールできなくなる。周囲がドクターストップをかけるべきなのだが、本人はかなり警戒心を持っているので、ムリにことを進めようとすると、逆に本人を追い込むことさえある。

このような時は、周囲の人々は専門家の力を借りるべきだ。産業医やカウンセラーなどのアドバイスを受けながら、レスキューしてあげてほしい。

この際、いくつか注意すべきポイントがある。

しがみつきは、直そうとしない

先に説明したが、しがみつきは、ムリを深めていく。特に周囲にはその悪循環がよく見えてしまう。そこで、「それをやめろ」と指導したくなる。

特に、アルコールへのしがみつきなど、職場などへの影響も多く、ムリよりもアルコールのトラブルのほうが前面に出る事もある。

ただ、第3段階に至った人から、しがみつきの対象を急に取り上げると、逆に不安定になってしまうことが多い。

本人は眠るため、忘れるために、アルコールにしがみついているのだ。それを取り上げられたら、ぎりぎりで保っている精神の均衡を保てなくなる。「取り上げられそう」と感じるだけで、不安に襲われ、強く抵抗することもある。

しかし、アルコールはうつを悪化させ、睡眠の質を悪くする。少なくしたほうがいい。止めさせるまではいかなくても、少なくするべきだ。

ではどうすればいいのだろう。

アルコール以外のすべてのしがみつきへの対処も同じだが、しがみつき対策は一時棚上げし、うつ状態への対処を優先すればいい。

第3段階のムリは、少なくとも1カ月以上の休養や、医療の活用が必要だ。まずは、その方向で行動してほしい。

医療を活用し、抗不安薬や睡眠薬などで、不安と不眠への対処を確保すれば、徐々にアルコール乱用などのしがみつき行為から、手を放すことができるようになる。

性格を直そうとしない

周囲の人々が、次にやってしまいがちなのが、「性格の改善」である。自己啓発セミナーや、宗教、人生訓に関わる本などを、薦めたり、考え方を指導したりする。

不幸なことに、「自分が悪い」と思っている本人に、「君の考え方が悪い」という指導は、理屈としては受け入れられやすい。だから、自ら自己啓発関係の本を読み漁ったり、セミナーや宗教に助けを求め、そこにのめりこむこともある。

多くの場合、そこに救いはない。

先にも触れたように、うつは、思考や感情が「別人」になる病気。普通の発想ができない。一般的な理屈では理解できても、それと違う方向で動き出す自分の思考や感情を抑えられないのだ。

周囲に指摘され、「本当にそうだ、悪いのは自分、自分が変わらなきゃ」と論理的に納得すればするほど、実際には動けないない現実の自分（動こうとすると苦しくなる自分）とのギャップが大きくなる。つまり、第2の自信が崩れてしまうのだ。そして、いたずらに自分を責めるだけの結果になってしまう。

特に信頼している上司や家族、知人からの人生訓や体験談、修行の勧めなどは、本人もその人を信じ、その通りにしたいという思いが強い分、結果的に本人を一層の苦境に追いやることが多い。私は、周囲の人が、良かれと思って様々なアドバイスを伝えることが、第3段階の人をどんどん追いつめていく姿を、何度も見てきた。

周囲の人は（できれば別人化している本人も）、次の単純なことを忘れてはいけない。

今このように苦境に陥っているのは、ムリをしたせいなのだ。だから元に戻るためには、努力することではなく、休むことが必要なのだ。

第3段階とは、これ以上の努力を要求しては、いけないレベルなのだ。

第3段階、つまりうつ状態の症状によって、偏った思考になっている人は、どうしても、心が弱いとか、逃げているなど、性格が悪いように見えてしまう。だから、休ませることより、努力させたいと思うのは、自然なことではある。

しかし、多くのうつをサポートしてきた私が強く感じるのは、休ませてムリから回復すれば、自然に性格が良くなる（もとにもどる）ということだ。性格を良くしようと努力すればするほど、ムリから脱出できない。

例えば、第3段階の本人自身も、自分の性格や自分の言動に嫌悪を感じ、考え方を変える訓練（認知療法など）をしたいと思うかもしれない。

私は、そのようなケースに対しても、基本的に休養しエネルギーを回復することを最優先してもらう。

うつが回復し、第1段階のレベルに上がってくると、あれほどいやだと思っていた自分の性格が、変わってくるのだ。「以前は（うつがひどい時は）、どうしても周囲の目が気になっていたのに、今は、なぜか『人は人、自分は自分』と思えるのです」と言うようになる。別人化が、解けるのだ。

(3) 組織のムリを防ぐために、上司がするべきこと

上司は部下を早い段階で戦力離脱させる

ムリが溜まった部下は、そのことを隠そうとする。上司は気づいても、部下に変な気を遣って、対処が遅れることがある。

実は、それがもっとも部下本人の利益を損ねるのだ。というのも、ムリの第2から第3段階にいる時間は、本人のその後の人生に大きな影響を与えてしまうからだ。

ムリは、今だけ乗り越えれば、体など壊れていい、と思わせる発想だ。しかし本当にそうなってしまう。体だけでなく心も壊れる場合が多い。

第2から第3段階に長くいると、3倍モードで襲ってくる日常の出来事に必死で耐えているうちに、その日常的な出来事がトラウマのように感じられてくるのだ。

単なる疲労やうつ状態の思考の偏りは、ムリから回復すれば、元に戻ることができる。しかし、この危険ゾーンに長くいればいるほど、性格が変わってしまうのだ。ある刺激に非常に弱くなり、ムリから回復しても、その仕事に戻れなくなる人も多い。

また、第2から第3段階での活動は、周囲にとってかなり迷惑をかけてしまう。さらに、突然の戦力離脱などの行為が重なり、その人の人事評価を相当下げてしまう。

それよりは、早い段階での戦力離脱のほうがずっと良い。トラウマができていなければ、職場復帰も容易だ。

本人のために、あるいは職場をあまりいじりたくないという事なかれ主義から、上司の介入が遅れてしまうと、結局、優秀な部下の社会人人生（時には人生そのもの）を奪うことになる。

小さなムリやムダは当たり前

グループを率いる時、構成員の実力とモチベーションは、どうしても均一にはならない。

マラソンのように、トップと最終のランナーには、かなりの差がついてしまう。そんな集団に仕事をしてもらうとき、リーダーは、どこかに仕事のペースを設定しなければならない。

図7のように、例えば前から15％ほどの人のレベルに合わせたとしよう。すると、それより能力とモチベーションのある人たちは、そのペースでは、実力を100％は発揮できない。つまり、ムダが生じる。

それ以下の人には、ペースが速すぎて、ムリが生じる。

組織のペースをどこに設定しても、ムリとムダは生じてしまうのだ。だから、ムリやムダをゼロにしようと思う必要はない。組織が活動すれば、そこには、ムリ・ムダ・ムラが必ず付いてくる。

リーダーは、その時の組織目標や構成員の状態を把握し、ムリするメリットとデメリット、ムダのメリットとデメリットを総合的に考察し、ペース配分を調整し、こまめなデメリット対策をしていかなければならない。

この時、ムリを防ぐという観点で注意しなければいけないのは、「小さなムリは当たり前だが、大きなムリはしっかり予防する」という態度だ。

図7 ムリとムダは避けられない

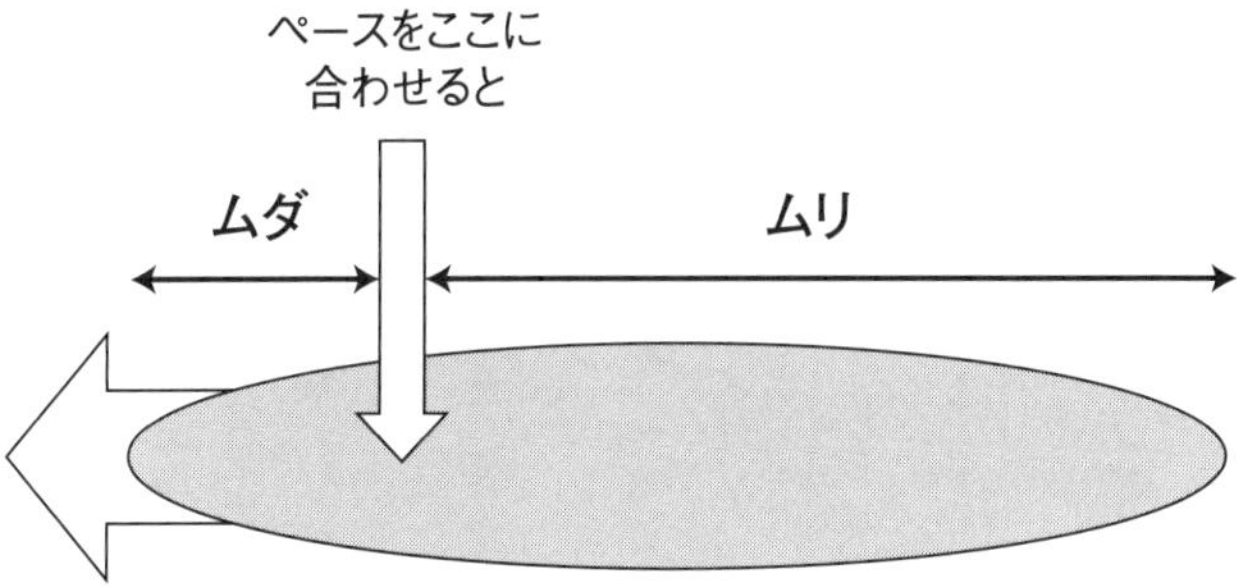

リーダーはこまめにペースの調整をしながら、ムリ、ムダのデメリットをできるだけ少なくする対処を行い続ける

先に触れたように、現代社会では、違法なレベルで過重労働を強いる職場は少ない。しかし、組織のシステムやリーダーシップのあり方によっては、社員に大きなムリをさせている組織は、少なくはないだろう。

これまでの項では、「自分でムリをしてしまう癖」について述べてきた。もちろんそれは、ムリの大きな原因ではあるが、現実には、組織に刺激されて、本人の「ムリしてしまう傾向」が表に出ていることが多い。

そこでこの項では、組織や上司の注意事項を考えてみようと思う。

大きなムリはリーダーシップの失敗と心得よ

さて、部下のムリが表面化した時、リーダーは、自らの責任を感じなければならない。

「俺は、何もプレッシャーなどかけていない」
「ムリな要求などしていない」
「勝手に、潰れていっただけだ」
「あの程度で潰れるのなら、どこに行っても同じだ」

などという発言が聞かれることが多いが、その発言自体が、リーダーシップの失敗を物語っている。

そもそもリーダーには、グループを率いて、最も高いパフォーマンスをあげる事が求められている。

重要な事項を決定することだけが、リーダーの役割だと考えている人もいるが、大きな間違いだ。

リーダーは、グループの構成員である「人」の特性を把握し、適材適所で仕事をさせなければならない。

特に、モチベーションコントロールは、リーダーの重要な仕事だ。

モチベーションコントロールとは、単にやる気を振起すればいいというものではない。例えば、あなたが、駅伝の監督だとしよう。第2走者が、緊張のせいか、いつもよりハイペースで飛ばしている。あなたは、それをただ見ているだろうか。

本当にチームを勝たせたいと思う監督なら、ランナーに適切なペースを指導するだろう。決して、「頑張りたいだけ、頑張れ」などという無責任な発言はしないはずだ。

また、コミュニケーションの悪さで、部下に余計な仕事をさせている上司も多い。命令・指示が不明確なため、部下は、自分の仕事の質と量と期限を勘違いして、ムリをしていることもあるのだ。

そのような場合、ムリをしている部下に聞くと、上司がそうさせていると言うが、上司には、全くその意識がないことが多い。

リーダーの中には、人を単なるコマとしか考えていない低レベルの人もいるだろう。

このようなリーダーは、その上のリーダーから見れば、大変未熟な部下にしか見えないだろう。というのも、そのような「人の使い捨て理論」は、現実には非常に非効率だからだ。

組織の構成員は、他の人の処遇を観察し、自分の処遇を予測する。会社がある人に冷たく当たれば、社員はそれを敏感に察知する。すると、仕事ではなく、自分を守ることにエネルギーを使うようになる。結果として、創造的、積極的な仕事は生まれてこない。

さらに、当然ムリが増えると、スキルのある社員ほど、他社に転職してしまうことも起きる。そのたびに、それまでの人材育成のコストがムダになる。

また、先にも触れたように社員のムリは突然表面化し、他の人、他の部署に伝染する。会社のパフォーマンスにもムラが出て、信頼を失いがちだ。

とはいえ、部下のモチベーションにまで配慮するのは、大変なことだ。できれば、それは社員の自主性に任せたい。その気持ちはわかる。運が良ければ、それでうまくいくだろう。しかし、現実には、相当のエネルギーを費やして、モチベーション管理をしないと、うまく組織は回っていかないことのほうが多い。

リーダーが、モチベーション管理を「余分な負担」、つまりムダな仕事と考えている限り、部下のムリやムダは減らないだろう。

モチベーション管理は、「リーダーの重要な仕事」とリーダー自身が認識しなおすところから、職場のムリ・ムダ・ムラ対策がスタートするのだ。

成功論やリーダーシップ論に煽《あお》られない

巷《ちまた》には、リーダーシップをテーマにした情報があふれている。

その中には、リーダーが高い志を掲げ、先頭を切って走って行けば、部下はついてくるもの、という前提の情報もある。

個人の成功のため、つまり成り上がるための理論としては正しいだろう。

しかし、組織にとってのリーダーはそんな単純なものではない。

例えば、10日間の長丁場を、チームで走る自転車競技があったとしよう。一流選手が、あるグループのリーダーだ。彼は、自分のペースで走り始めた。他の選手も必死についていく。最初の3日間は、何とか全員ついてきた。良い成績で走っていることに満足しているリーダーは、自分の統率が正しいと確信する。

その活躍が評判となり、リーダーはスカウトされて、他のチームに移ってしまった。

さて、残されたチームはどうなっただろう。4日目以降、急にペースダウンしてしまったのだ。リーダーを失ったからだけではない。3日間のオーバーワーク（ムリ）がたたったのだ。

組織としてみると、先のリーダーのリーダーシップは、（おそらく本人は気づいていないが）誤りだったと言わざるを得ないだろう。

真のリーダーは、最終的なゴールを目指さなければならない。そうできるためのペースを見出す、それが本当のリーダーだ。

一時期、業績主義、年俸主義などのように、欧米の管理術がもてはやされた。日本人にしてみれば、過剰な競争、不必要な緊張を強いられるシステムなのではないだろうか。試行錯誤の結果、現在は、日本人が安心して仕事に取り組める体制（例えば終身雇用制）などの利点も、見直されつつある。

リーダーシップに、これをやれば必ずうまくいくという正解はない。

本（本書も含めて）などに書かれている情報は、真実ではなく、単なるその人（著者）のコツである、と割り切る必要がある。合うところは活用し、合わないところは、受け入れないという冷静さが必要だ。

特に、今は不景気で、会社存続の危機感も大きい。

ムリさせることが望まれ、その関心に沿った成功体験の情報がもてはやされる。

マスコミに出るのは、一部のスーパースター（体力があり運が良かった）と、それがうまく行っている時（先の自転車レースの例だと、最初の3日間）。そこだけを切り取った情報に踊らされ、原因・結果の短絡思考で考えてしまう。上手くいかないのは、自分の強要が足りないだけ、だから、もっと厳しくやらなければ今を乗り切れない、と考えがちだ。

どうも日本人は権威に弱い。本などに書いてあると、「そうしたのにうまくいかないのは、部下のほうが悪いから」と勘違いしやすい。結局、部下との信頼関係を失うだろう。

リーダーは、安易に答えを求めてはいけない。試行錯誤の中で、悩まなければならない。つらい作業ではあるが、先に触れたように、それこそがリーダーの役割（仕事）なのだから。

良いリーダーが部下のムリを生み出す？

どのようなタイプが、部下にムリをさせるのだろうか。

部下に過大なノルマを課し、フォローもせず、厳しい態度で接するリーダー。決断ができず、いたずらに仕事が溜まっていくようなリーダー。これは間違いなく部下にムリをさせるイメージがある。

そんな上司が現れても、長年勤めた会社であれば、辞めるに辞められず、部下はムリをする。地域にその職場しか働くところがない場合も、当然ムリをするしかない。

しかし、意外かもしれないが、いわゆる「良いリーダー」でも、部下がムリをする場合があるのだ。

例えば、責任感旺盛でやる気と仕事のスキルの高い優秀なリーダー、あるいは、人柄が円満で、部下のやりたいようにやらせてくれるリーダー。そのようなリーダーのもとで、部下がムリをしやすい。

良いリーダーは、言っていることが正しい。やりがいのある仕事も与えてくれ、それを評価してくれる。みんな団結するから、仕事が楽しい。

少々つらいと感じるような時でも、リーダーはもっと頑張っている。とても良い人だし、掲げている理想もわかる。誰もそれに異議を申し立てられない。

だから、ムリをしがちになるのだ。

自由にやらせてくれるリーダーの場合、自ら積極的に動こうとする部下にとっては、どんどん仕事がやれる環境だ。しかしその部下が、自分で動いているので、自分で責任を取らなければならないと強く感じ過ぎるタイプなら、これまた、ムリをしてしまう。

このような一見、素晴らしいリーダーでも、結局部下を潰し、組織の効率を落とすようでは、リーダーシップの失敗と言わざるを得ない。

では、どうすればいいのか。

ムリを避けるリーダーシップの具体的ポイントを考えてみよう。

チンギスハンが指揮官を選んだ基準

一つ目のポイントは、「自分を基準にするな」という事だ。

チンギスハンが、新たに軍隊をつくるとき、数人の指揮官を選ぶことになった。どのような基準で選んだだろうか。

モンゴルの大地で長距離を移動するには、体力が必要だ。普通なら、体力の優れた者を選びがちだ。

しかしチンギスハンは、逆に「人並みの体力である事」を重視して、指揮官を選んだという。

というのも、体力のある指揮官は、自分のペースで移動する。ついていけない兵が増え、結局いざというときに、軍隊としてまとまった戦闘力を発揮できなくなってしまう。チンギスハンは、経験からそのことを知っていたのだ。

現代社会でも、同じようなことが言える。

リーダーは、通常、経験も豊富で、モチベーションも高い。何らかのトラブルがあっても、ストレスに感じる度合いも小さい。

ところが部下は、まだ経験も少なく、一つ一つの出来事に対して、どれほどの質で臨めばいいのかという尺度も持っていない。全力で取り組んでしまいがちだ。

さらに、部下には、それぞれの家族があり、私的な悩みがあり、価値観がある。リーダーと同じ姿勢と熱意で、仕事に臨んでいるわけではないのだ。

優秀な社員がリーダーになりがちだが、自分の戦闘力を基準に部下を働かせようとすると、部下には、どうしてもムリが生じてくる。

2段階目標で優秀な部下のムリを予防する

先に、組織のペースより能力とモチベーションが低い構成員には、ムリが生じると解説した。

ところが実際は、ムリは、どのレベルからも発生する。

というのも、メンバーは、組織の目標だけでなく、自分自身が作る目標で動くこともあるからだ。

そこで、ムリを避けるリーダーシップの二つ目のポイントとして、本来はムリが生じる層ではない、優秀な部下のムリについて考えてみよう。

放っておいても頑張る人は、上司にとってはありがたい。

しかし、実はそのような人ほど、リーダーがモチベーション管理をしてあげなければならないのだ。

特に、リーダーが、気をかけている部下、好きな部下、期待している部下、自分と似ているなと感じる部下などに注意してほしい。

これは、働きたい人に「働くな」と言うのだから、やる気のない部下にやる気を出させるのと同じぐらい難しい作業だ。しかも、仮にそれをやらなくても、すぐに大きなトラブルになるわけではない。むしろ彼に任せておけば、仕事はどんどん進んでいく。どうしても、彼に対するフォローは、なおざりになりがちだ。

しかし、これまで紹介したように、優秀な部下のムリは突然やってきて、大きな影響を与える。

リーダーの仕事として、最低限、次のようなことを意識してほしい。

責任がかかる仕事、時間が限られている仕事、長期間の仕事、クレームなどを受ける仕事などで、頑張っている部下に対し、
・まず、体調の変化、行動の変化に注目してほしい。大切な戦力であればあるほど、顔色、食事、飲酒量、タバコの量などの変化に目を配ってほしい。
・単純なミスの増加、無断欠勤や成績の低下は、ムリのサインであることが多い。叱咤《しった》激励や業務上の指導だけでなく、体調や私的なトラブルについて話を聞いてあげるといい。
・もし、何か気になることがあれば、家族との連携を取るといいだろう。家庭での生活、特に睡眠、休日の過ごし方、趣味の回数、食欲、性欲などの変化は、会社では気がつきにくい。
そのような社員は、無意識のうちに過大な目標を立てて、それに向かって走り続けていることが多い。

目標を転換できるのは、上司だけだ。

そのような真面目な部下は、先に紹介した7〜3バランスでの思考、例えば「ノルマの

70％がちょうどいい」などと思えない。

上司が、部下とよく話し合って、今回の仕事で具体的に達成するべき目標を明示してやるべきだ。

その時は、2段階の目標を提示するといいだろう。

国防を担う陸上自衛隊では、「必ず達成すべき目標」と、「達成することが望ましい目標」という2段階の目標設定をしている。

必ず達成すべき目標は、文字のごとく、最低合格ライン。最低でも合格は合格。まずは、そこを確保できるように準備し、活動していく。

ただ、戦いには相手があり、状況はどんどん変化していく。相手がミスをすれば、それにつけ込むのが戦いの鉄則だ。

しかし、急に追加目標を示しても、そこに向かう準備が整っていなければ、結局、上手く行動できないことが多い。

だから、そのようなラッキーな条件に備え、あらかじめそれを最大限活用できるような準備をしておくのだ。これが、達成するのが望ましい目標である。

上司が、このような2段階設定の目標を示しておけば、どちらの目標の達成でも、部下は褒められる。これがポイントだ。

2段階目標にする時に、最低の目標を、上手くいかなかった時の目標と位置付けてはいけない。そうすると、その目標を達成しても、評価はマイナス。特にムリしがちな部下は、それを恐れるので、結局最低目標は示しても、意味がないものになってしまう。

だから、最低目標は、あくまでも合格レベルに設定し、それ以上は「おまけ」とすべきだ。そして上司が、それをしっかり評価してあげるようにすると、ムリをしがちな部下も、自分の状態に応じた活動を選択できる能力が鍛えられていくだろう。

ムリは、作業量の低いレベルでも生じる

図7（97ページ）で表したように、ムリは組織のペースについていけないグループで多発しやすい。

それを避けるために、リーダーは適材適所を心がけているはずだ。その人の能力に応じて、仕事の量やレベルを調整していることも多い。

つまり、能力とモチベーションが低下している人には、それなりの仕事が与えられていることが多いのだ。

そのような配慮を受けているにもかかわらず、ムリが深まってしまうことがある。

ムリを避けるリーダーシップの三つ目は、そんなグループに対する対処法のコツを紹介しよう。

組織がそれなりの配慮をしているのに、なかなかムリが解消されないとき、リーダーや周囲の人々は、「どうして、こんな仕事で潰れちゃうの？」、「仕事をやりたくないから、わざとそうしているんじゃないの？」、「逃げているんじゃないの？」などと感じるだろう。

結論から言うと、多くの場合、やはりムリが生じているのだ。

本人は、本人なりに必死で仕事をしようと思っているが、それが空回りして、周囲には、逃げているようにしか見えないことが多い。

特に、うつなどの治療や休養の後、職場に復帰しようとしている人（うつのリハビリ期）には、周囲からそう見られてしまいがちだ。

周囲から見たら、10段階で5の仕事しか与えられていなくても、ムリによって3倍モードに達している本人にしてみたら、15の仕事になっているかもしれないのだ。

また、対人コミュニケーション訓練が十分でない若者がうつになった場合も、同じように、「自分に都合いいように、仕事をサボっている」ように見えてしまう。最近よく言われる、新型うつというやつだ。

しかし、実際ムリが来ている事には違いなく、対処を誤れば、自殺などに至ることもある。

様々なケースがあるので、一概には言えないが、いずれにしてもよく事情を把握するべきだ。上司や同僚がうまくコミュニケーションを取れない場合、職場のカウンセラーや産業医の力を借りるのもいいだろう。

最近、発達障害という言葉をよく耳にするようになってきた。

スピルバーグ監督が自ら発達障害であったことを公表して話題になった。素晴らしい作品を次々と生み出す彼だが、小学生のころから読み書きが苦手で、人よりも2年ほど遅れていたという。今でも、脚本を読むのに、人の2倍の時間がかかってしまうらしい。

この発達障害という視点で見ると、本人にとってのムリのかかり具合が、周囲にも、よりわかりやすくなることがある。

例えば、ある人は、読書が大好きで、漢字検定も2級だ。コツコツと努力し、論理的な発言をする。本人の希望もあり、海外との取引を扱う部署に配属された。数カ国語を使わなければならないが、業務に使う用語は限られているので、多くの新人は、半年もすれば、それなりに慣れて仕事ができるようになる。

ところが、彼は周囲の予想に反して、全く仕事ができなかったのだ。毎日、ノートとCDを使って必死に勉強した。先輩も一生懸命フォローし、まるで受験勉強のようだった。

しかし、結局彼は、失踪《しっそう》してしまったのだ。

運よく実家に帰っていたところを見つけ、その後会社でいろいろと話を聞いた。

「電話での単語がちっとも聞き取れない」ということで、聴力の検査をしたが、問題ない。うつっぽくもなっていたので、精神科にも受診させたところ、発達障害の診断を受けた。

言葉（音声）を上手に受け取る、という能力だけが、極端に低かったのだ。

じっくり勉強する漢字や、慣れた国語では、それほど問題は生じない。ところが、慣れない外国語では、彼の弱点が極端に現れてきたのだ。

つまり、彼の場合、たまたま自分の最も弱い所を使う部署に配置されてしまったのだ。

「不適材不適所」とでも言えるかもしれない。

職場は、そのことを知って、彼を別の部署に配置換えした。もともと、そのほかの能力は優秀だ。今は、生き生きと働いている。

ムリは、それぞれの人の中で、進んでいくもの。周囲の思い込みで、「大丈夫なはず」

と決めつけてはならない。

すぐに弱音を吐く部下への対応

ムリになり始めのアピールが強い人もいる。

そういう人は弱音を吐く人のように、見える。そんな愚痴を聞く周囲もうんざりする。部署としても、何らかの対処が必要になり、結局そんな人は、トラブルメーカー扱いされる。

ムリを避けるリーダーシップの四つ目のポイントは、すぐ弱音を吐く部下への対応のコツだ。

まず、リーダーの発想を変える必要がある。

弱音を吐く、というのはそんなに悪い事なのだろうか。そのような人は、情報を提供してくれるので、適切に対処しさえすれば、ムリの大破局には至らない。

ムリが表面化し、周囲が混乱している時、上司が、「もっと早めに言ってくれれば、相談してくれれば……」と唇をかむ事が多い。アピールの強さは、それをやってくれていると思ったらどうだろう。

表現されたことを、すべて受け入れ、対策を取る必要はない。情報さえあれば、ムリの進み具合を把握でき、ムリが悪化するのを予防できる。そのための最小限のリアクションでいい。

特に、女性の場合、苦しさをわかってもらおうと表現力豊かに、訴えるかもしれないが、対処を考えるより、まずはしっかり聞いてあげることが大事だ。

対処そのものが難しいことぐらい、女性はわかっている。女性が訴えているのは、彼女がどれぐらい頑張っているのか、どれぐらい大変なのかを、上司にしっかり理解してほしいからだ。それをしっかりわかってもらえると、女性は、そこからまたひと踏ん張りできる。

いずれにしても、自分の苦境を、表現してくれることはありがたい事だと思うべきだ。仕事以外に抱える私的ストレス、性格、能力を知った上で、今のムリ度を把握し、適切な仕事（内容・量・ペース）を示し、戦力化することが上司の仕事だ。仮にムリがかなり深刻で、休養させたり、戦力外にするにしても、それまでの間、適材適所を探るかなりの努力が必要だ。部下はそれを見ている。

このような作業、つまり話を聞いたり観察したり、仕事を調整することを大変と思ってはいけない。繰り返すが、それはリーダーの「仕事」なのだ。

もし、リーダーが部下の話を聞くことを億劫《おっくう》がったり、無視したり、むげに扱ったりすると、次から部下は、表現しなくなる。そちらのほうがよほど怖い。

自衛隊のレンジャー訓練などでも、厳しい訓練に対して一言も弱音を吐かない、弱いところを見せない隊員は、気をつけなければならない。急に折れてしまうからだ。

一方、始めからぐちぐち不平を言っている隊員のほうが、結局最後まで残り、任務を果たしていったりする。

弱音を吐く部下について、もう一つ注意することがある。

熱血リーダーは、そんな部下を矯正、あるいは育てようとこだわることがある。

それが、ムリを引き起こすことがよくあるのだ。

頑張らせる、あきらめさせないことに、上司がこだわる。

つまり、あることを継続、成就させることにしがみつくのが、上司のほうである場合がある。

次第に、ムリが募ってくると、失敗が増える。すると上司が余計に厳しく当たり、本人も自分を責め、結局第3段階に追い込まれていく。そんなケースが多いのだ。

弱音を吐く部下を、矯正することにこだわる。それは上司自身のしがみつきだと心得るべきだ。

例えば、もっと大きい視野で、違う職場で本人の能力に応じた人生を歩ませてあげるのもこれまた上司の務めだろう。

ムリを防ぐ仕組み＝部下にムリを言い出してもらう方法

欧米社会は合理的だ。契約以上の仕事、必要以外の仕事はしない。

中東などの社会は、神を重視するため、もともと人間の力を過大に評価していない。約束の時間に間に合わなくても「神のおぼしめし」と考えるぐらいだ。

一方、われわれ日本人は、個人の努力を重視し、周囲に合わせること（和）を大切にする。どうしてもムリが生じやすい。

あわせて、今日の情報化社会。

携帯電話などの発達により、仕事やわずらわしい人間関係から解放される時間がなくなった。グローバル化と24時間営業は、我々の体内時計を狂わせ、疲れやすくしている。

仕事をさせる組織としても、メンバーの戦闘力を維持するための工夫が必要になってきた。組織としてどんなことを注意すべきかを考えてみよう。

一般的に、組織としてムリ対策を考えるとき、「同僚の異常に気がつくこと」、「ピンチを察したら、助け合うこと」の二つを考えやすい。

ところが、この二つはあまり現実的ではない。というのも、これまで紹介してきたように、ムリは本人も周囲も気がつきにくいからだ。特に、組織が忙しい時は、誰でも自分だけで精いっぱいになる。他人のことまで十分に配慮できない。

理想ではあっても、相互観察や助け合いの精神を強調するだけでは、組織のムリを防ぎきれないのだ。

現実的にもっとも効果的なのが、第2段階のムリの時点で、本人がなんとか、自分の苦境を表現してくれることだ。

私は、組織のリーダーの方々に対して、本人が表現してくれるための三つのポイントを提案している。

それは、「言い出せる知恵の提供」、「言い出せるきっかけ作り」、「言い出しやすい雰囲気作り」だ。

まずは「言い出せる知恵」。

まず、本人にムリに関する知恵を付与しなければならない。本書で紹介しているような内容をメンバーに啓発しておくと、自分がどれほどピンチなのか、どうすればいいか、誰を頼ればいいかという基礎的な知識が与えられる。

二つ目は、「言い出せるきっかけ作り」。

第2段階になると、苦しいのに言い出せないという事態に陥る。そんな時でも、上司や同僚が、「ちょっと疲れていないか」とか「体調を崩しているんじゃないか」などと声をかけてくれれば、相談もしやすくなる。

自衛隊では、交替制で任務についている部隊が交替する時に行う「任務解除ミーティング」というものがある。交替するチームが情報の受け渡しをする場で、通常6~10人ほどの班と呼ばれる小集団ごとに行う。そのポイントは次の六つだ。①隊員の報告を受ける、②隊長が情報を与える、③隊員の困っていることを聞く、④隊員の身体症状のチェック、⑤隊員の意見具申を受ける、⑥隊長が現実的視点を示す。

このミーティングを行うことによって、困っていることを小集団全体で共有できることも多いし、隊長は隊員の心身の調子もチェックできる。一般企業でも会議やミーティングは頻繁に行われるが、「困っていることを聞く」ということはあまり会議では行われないだろう。もちろん、赤提灯《あかちょうちん》で一杯やりながら部下の不満を聞き出すことも有効ではあるが、チーム全体で困っていることを共有する機会を持つことは、部下のムリを防ぐ上でとても有効と思われる。

また、簡単な心理テストや健康についてのアンケートを行うのも、良いきっかけになる。元気な人は、「書けるぐらいなら、自分で言えよ」と思うかもしれないが、自分からは言えないけれど、配布されたアンケートになら書ける、という人は、案外多いのだ。

そして、組織として一番重要なのが、「言い出しやすい雰囲気作り」だ。

ここで、対象にしているのは、元気な人ではなく第2段階の人だ。だとしたら、別人モードを前提にしなければならない。

別人モードでは、「自責感」が強くなっている。

例えば、休みをもらうのに、いちいち理由を聞かれたり、手続きが複雑だったりすると、元気な人なら「面倒くさい」ですむが、第2段階の人なら、休みを取りやめる。申し訳なさ、負担感、そのとき上司にどう言われるか、どう処遇されるかの不安感。休みを取ったら、もう机がなくなっている、と極端な発想をする人が多い。

先にも紹介したが、日本人は、周囲をたいへん気にする民族だ。

いくら、「言い出すこと」が正当で、論理的にも正しい、と思っていても、上司や周囲がそのような人に対し、冷たい対応をすれば、他のメンバーはそれ以降どうしても、言い出すことを躊躇《ちゅうちょ》する。

仮に冗談でも、同僚間で「あいつは潰れた、ダメな人」などと言わないように指導したほうがいい。ましてや上司がそのようなことを、部下の前で言ってはならない。上司の一言を、第2段階の人は、耳をそばだてて聞いている。

雰囲気は、人の態度だけの話ではない。一番大きいのは、そういう人に対する人事だ。ムリを表現したら、解雇された。そういう事例があれば、他の人はムリを絶対に表現しなくなる。すると一見平穏に見えていても、メンバーはムリを隠しながら仕事を続ける。能率は下がるばかりか、結局大きなムリが突然表面化してくるだろう。

ムリの対策は、災害対策に似ている

組織運営においては、メンバーにムリをさせなければならない時がある。

さらに、優秀な部下ほど、ムリが深まっていることに、自分も周囲も気がつきにくい。そして突然ダウンする。

現代のリーダーは、このようなムリが生じる事を、あらかじめ想定しなければならない。こまめに休息指導をするべきだ。また、心身ともに非常に厳しい勤務なら3カ月、持続的で厳しい任務なら1年を目安に、配置換えなどをして、メンバーの長期的な疲労を管理しなければならない。

このリーダーの重要な仕事を、メンバーの自己管理だけに任せてはいけない。他の健康管理や私的なトラブルは、個人での対応が主体だろう。ところが、ムリは、「気がつかない」、「職場で進行しやすい」、「結局、大きなトラブルとして表れる」という特性があることを忘れてはならない。

「苦しかったら、言い出してくれるだろう」、「持ちこたえてくれるだろう」は、上司の勝手な願望にすぎない。

東日本大震災は、「忘れている」ことの恐ろしさを教えてくれた。ムリへの対策も、災害対策と似たところがある。リーダーは、大きなムリの発生を予測し、真剣にバックアップ計画を考えておかなければならない。

ところが、現実は厳しい、というのも事実だ。

自分は長期を見据えてムリをさせないようなリーダーシップを取りたいが、それを認めない経済情勢もある。また、部下にムリをさせなきゃ、自分が首を切られる中間管理職もいるだろう。

しかしどうだろう。この不況の中、いくら個人にムリをさせても、負ける戦いはある。どこまで自分や部下にもムリを強いるか。それは難しいテーマで、人生観の問題になるだろう。何が正解かは、誰もわからない。

ただ少なくとも、ムリは、結局非効率で、組織にとっても個人にとっても、将来にわたる大きなリスクをはらんでいる。そのことだけは覚えておいてほしい。

2章

感情のムダ遣いを防ぐ

——イライラや不安を取る技術

(1) 怒り、不安……感情にとらわれる人

そもそも何のために感情はあるのか

産業界では、能力に比して作業量が少ない場合を、ムダと呼ぶ。能力を有効に発揮していないこと、あるいは資源や能力を有効に使えていないことが、ムダをもたらす。

現代生活におけるムダというテーマで、私が真っ先に連想するのが、「感情のムダ遣い」だ。

そもそも感情とは、ある活動（行動）を効果的に行えるように、「気持ち」と「体」を準備するための無意識からの指令である。

たとえば、恐怖という感情。これは、原始時代に猛獣に襲われそうな時に発動する感情

だ。猛獣と出会い、恐怖を感じたとする。原始人は、まず逃げるだろう。そして、ある程度逃げられたとしても、また藪《やぶ》の中から猛獣が急に現れるかもしれないという気がして、少しの物音や、気配に敏感に反応する。頭の中では常に、猛獣が襲い掛かってくるイメージがある。これが恐怖という感情の原点だ。

このとき原始人には、「恐ろしい何かがいつまでも追いかけてくる、簡単に安心してはならない」という思い込みが生じている。また、何でも怖いものに見えてしまう。これが〝気持ち〟の変化だ。

と同時に、少しの兆候も逃さず察知し、危険を感じれば急にでも走り出せる（あるいは戦う）ために、たとえば暗闇でも見えるように瞳が大きくなる、心臓をドキドキさせる、安心して食事などしないように空腹を感じない、こぶしや肩や首などに力が入る、……などの〝体〟の変化も生じる。

この「気持ち」と「体」の変化によって、原始人は非常に効率的に、生命の危機に対処できたのだ。

恐怖以外の、不安、喜び、焦り、悲しみ、怒りなどの感情も、原始人が様々な状況に対応できるように、「ある気持ち＋ある体の反応」を提供してくれる。まるで、定食屋のセットメニューのようなものだ。

このセットメニューは、大変な優れものだが、一つだけ難点がある。それは、融通が利かないことだ。

感情のセットメニューは、原始人が「生死に関わる危機」に対応するために身に付けたものだ。ところがヒトは、小さな危険に対しても、同じセットメニューでしか反応できない。ラーメン・チャーハンセットは、お腹がそれほどすいていない時でも、ラーメンに、チャーハンがついてきてしまう。それと同じだ。

例えば、現代人が、ちょっと上司に怒られたぐらいでも、恐怖のセットメニューが発動してしまう。上司の顔が忘れられず、悪夢を見て、足がすくんで会社に行けなくなる。上司の前では声も出なくなってしまう。

これが、トラに仲間を殺された原始人の場合なら、トラの映像が忘れられず、悪夢を見て、夜も警戒し、遭遇した山には近寄れなくなる、トラの近くでは声を出さない、という一連の行動は、命を助けるための有効な対応になる。

ところが、現代人の場合には、どう考えても、過剰発動、つまり「感情のムダ遣い」になってしまっている。

さらに問題なのは、この感情の過剰発動は、エネルギーのムダ遣いとなり、それが続くと1章で紹介した「ムリ」につながっていくということだ。

感情は大量のエネルギーを消費する

感情は、原始人が生死に関わる対応をするためのもの。つまり、命がけ、いちかばちかの反応なのだ。

例えば、「怒り」の感情を持つと、心ではずっと相手の憎らしいイメージが浮かび、相手を攻撃する方法を考え続ける。逆に、敵からも、いつどんな方法で攻撃されるかもしれない。そこで、相手の出方について必死にシミュレーションし、一時も休まずに、周囲を警戒しなければならない。夜だって、緊張して気が休まらない。

体はどうだろう。怒る人は、肩をいからせ、こぶしを握り締め、歯を食いしばる。腹筋や背筋にも力が入る。心臓もドキドキとペースを速め、あわせて息も荒くなり、雄たけびを上げて威嚇《いかく》する。

これらの変化は、実際の戦闘には必要な準備だが、そのために相当なエネルギーを消耗する。例えば、右のように怒っている人のまねをしてみたとしよう。5分間も演じれば、大変疲れきってしまうはずだ。

実際の怒りの場合、疲れや痛みを感じないというメニューもセットの一部なので、怒りの最中は疲れを感じることもなく、感情はどんどん続いてしまう。しかし、エネルギーを消耗していることには変わりなく、怒りが収まった後で、どっと疲れ果ててしまうことが多い。強い怒りが生じてしまうと、次の日から数日は寝込んでしまうというクライアントもいる。

怒りだけではない。「不安」も最悪をイメージし続ける思考が延々と続くので、消耗が激しい。不安が長引くと、我々はあっという間に体重が減ってしまう。

「喜び」さえ、それほど長くは続けられない。エネルギーを使っていることに変わりはないからだ。喜びは、もともと周囲に安全や食料・水などの存在を知らせる感情で、笑いと大声が特徴だ。笑いと大声もエネルギーを使う。息ができないし、笑い続けることが苦しいのは、誰でも知っている。

どんな感情でも、大きなエネルギーを使っているのだ。

感情が大きなエネルギーを使うシステムだということは事実であり、変えられない。大切な命を守る仕組みなので、貴重なエネルギーを使うのも仕方のないことだろう。

しかし、我々現代人にとっての問題は、この感情が、現代人には必要のない「生死に関わる極端なレベル」を想定して発動してしまうということだ。

もちろん、事態対応に本当に必要なら、応分のエネルギーを使ってもいい。ところが我々の日常で起こる感情の多くは、「過剰発動」であることが多いのだ。本人も、どうしてこんな些細《ささい》なことでこんなに不安になるのだろう、どうでもいい人に対し、どうしてこんなに怒りが止まらないのだろう、と不思議に思う。しかし、感情は止まらない。

感情疲労のムダ

感情がどれほど我々のエネルギー消費に影響を与えているのかを、事例で考えてみよう。

例えば、Aさんが「○○の件、まだ提出されていないんだけど、Aさんの担当でしょう。明日には間に合わせてもらわないと」と上司から言われたとしよう。

その件について、確かにデータは自分が持っているが、それをまとめてくれとか、いつまでに提出してくれなどと明確に言われた覚えはない。

Aさんの頭では、「突然、何のことだ。自分がやるべきことだったのか？　それならそうと早く言ってくれれば、余裕を持ってまとめたのに。上司はいつもそうだ。周囲には良

図8　感情によって大きなエネルギーが消費される

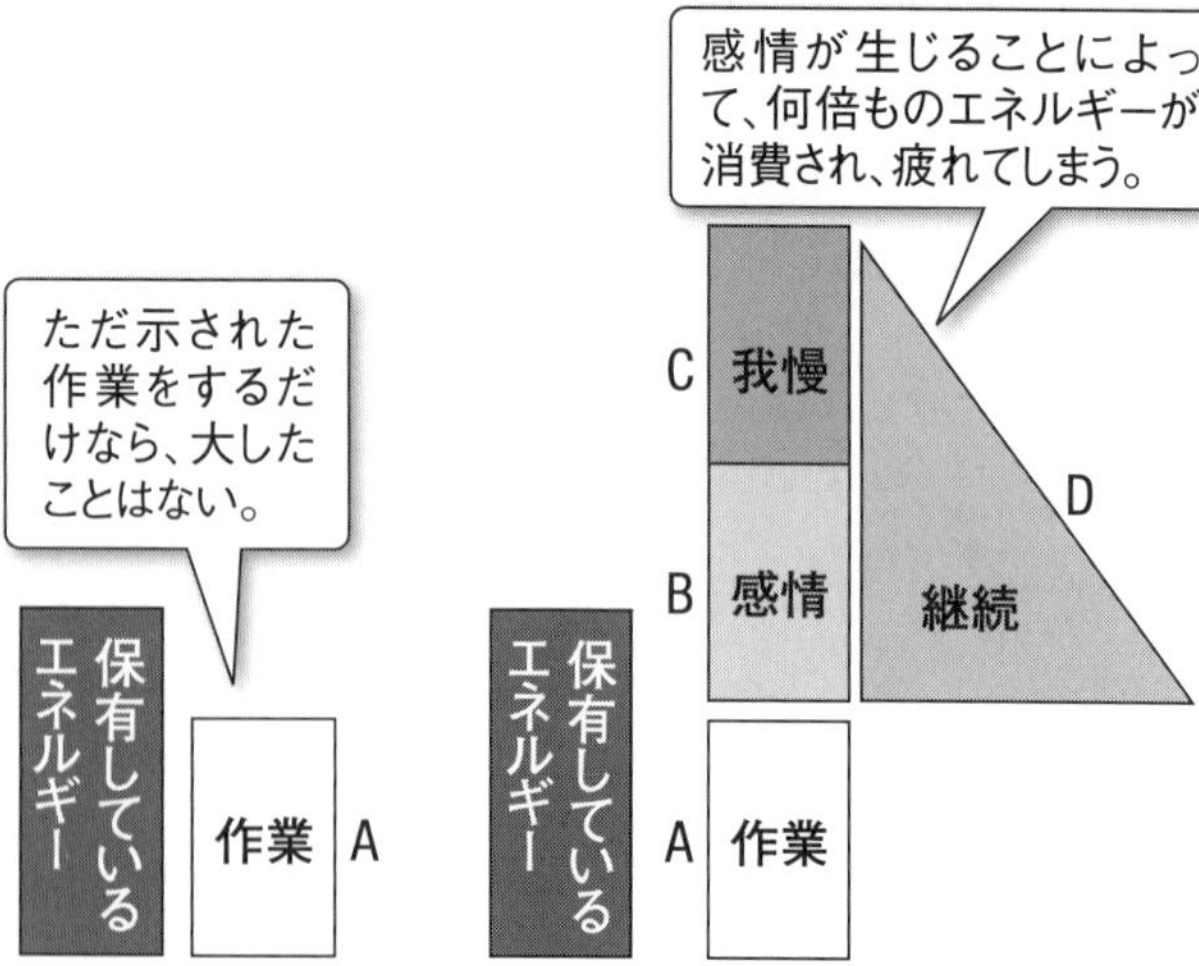
ただ示された作業をするだけなら、大したことはない。
保有しているエネルギー
作業
A
感情が生じることによって、何倍ものエネルギーが消費され、疲れてしまう。
保有しているエネルギー
A
作業
B
感情
C
我慢
D
継続

い顔をして、最後に部下に丸投げする」と怒りが湧く。

さて、このときに、データをまとめてそれを上司に渡すという最低限の行動をとるために必要なエネルギーは、**図8**のAだ。たいした仕事量ではない。今、保有しているエネルギーの中で、十分こなせる量だ。

しかし、怒りがある。

いつもそうだ、と腹のそこからふつふつと怒りが湧く。血圧が上がり、知らず知らず歯を食いしばっている。「わざと無視してやろうか」とか、「いい加減、キレてやろうか」などという思いが続いてしまう。怒りによって体と心が働き続けるので、エネルギーを消耗してしまう。これが、B。

しかし、我々は社会人。「こう言ったら、こうなる」とさらにシミュレーションを進め、結局、自制することが多い。つまり、我慢だ。これにはまたエネルギーが必要だ。それが、C。怒りが大きいほど、我慢するエネルギーも大きくなる。

さらに、怒りがすぐに収まればいいが、それが上司を見るたびに数日も続くと、毎日、このイライラし、それを我慢するというエネルギー消費が続いてしまう。これが継続のエネルギー消費Dだ。

つまり、もし我々に感情がなければ、単にAのエネルギー消費だけですんだものを、感情が発動すると、非常に大きい、不必要なエネルギーを消耗してしまうのだ。

このように主に感情によって疲労していくことを、本書では「感情疲労」と呼ぶことにする。

感情のムダは雪だるま式に拡大する

感情のムダは、エネルギーを消費するところでとどまらず、拡大してしまう。

というのも、感情というのは、少し発動して関連情報を探し、そこでさらなる危険情報があれば、発動を強めていくという性質があるからだ。

先の、上司への怒りのケースの、その後を考えてみよう。

Aさんは、どうしても素直に仕事だけをする気にならなかった。あれこれ、上司のことを考えてみる。

「どうも、他の人には優しいし気を遣っているようだが、自分に対しては、扱いがぞんざいだ。それは、自分がいつも下手に出ているからかもしれない」

そんな考えに行き着いたAさんは、過去を「その視点」で振り返ってみる。

「そういえば、この前も同じようなことがあったし……、その前のときも……」と、悪いことばかりが思い出される。そして、現在も同じ視点で見直す。

「今だって、ほら、女の子と楽しげにしゃべっている。あ、こちらを向いた。きっと、俺なんて適当に扱っておけばいいんだ、なんて言い合っているに違いない」と思う。

そう思ってみると、上司の「お、頑張っているね」という発言も、「言われた仕事をちゃんと進めているかチェックしに来た」と捉えてしまう。

これが、「感情によって視点が変わり、その視点によってまたムダな感情が発動する」という雪だるまの一つ目の構図なのだ。

さらに、ムダの連鎖は続く。

結局、次の日にむすっとしながらも、仕事を提出した。

しかし、それ以降、Aさんはどうも上司から煙たがられている気がする。それならこちらも、という思いでAさんのほうも、必要最小限の業務以外、口も利かない。仕事もいやいややっているし、職場も楽しくなくなってきた。

そんな状態が2カ月続いた。会社に行くのがいよいよ億劫《おっくう》になり、能率も落ちてきた。退職しようかと真剣に考えている。

なぜか眠れず、食欲が落ちてきた。

そうだ。継続して感情のエネルギーを使い続けたために、ムリ、つまりうつ状態の2倍モードに入りつつある。2倍モードとは、普通なら軽く受け流せる刺激に、2倍の反応をしてしまうモード。2倍の反応とは、つまり、2倍感情を動かすということだ。

たまたま、Aさんは、このタイミングで失恋した。それほど好きだと思っていなかった相手だったが、思いのほかダメージがひどく、本当に寝込んでしまった。

ここまでが雪だるまの二つ目の、「疲労によってさらに感情が過敏になる」という構造だ。

三つ目の雪だるまは、周囲の人を巻き込んでの感情のエスカレーション。

本人の怒りや不安は、周囲の人を緊張させ、怒りや嫌悪として返ってくる。すると、またムダな感情が刺激される。武力に対して武力で対抗しようとすると、事態がどんどん悪化していくのと同じだ。

Aさんを心配した上司が話しかけても、あからさまに嫌がる。周囲もそんなAさんを見て、距離を取るようになってしまった。

そして最後の雪だるまは、70ページで紹介した「しがみつき」。

Aさんは、職場でのつらい思いと失恋のことが苦しくて、眠れない。そんな「感情」に対処しようと思ってお酒を飲むようになった。少しでも忘れたいと思ったのだ。

忘れよう、眠ろうとする酒は、短時間・大量飲酒となりがちだ。すると、寝つきは良くても、のどが渇いてすぐに目が覚め、睡眠の質はどんどん悪くなる。

また、二日酔いとうつ状態の朝の気分の悪さが重なり、Aさんは朝遅刻することが多くなってきた。しかも、いつも酒臭い。

とうとう大切な商談に遅れてしまい、いよいよ解雇の話が出てくるようになってきた。

Aさんは強烈な不安と自責と無力感に襲われていた。それをやり過ごすために、良くない、悪いと思っていても、またお酒に手を出してしまうAさんだった。

このように、感情を処理するための対処法（ここでは酒）が、逆にどんどん状況を悪化させていくことがある。

ストレス対処法が、どんどんストレスを生み、感情のムダが急速に広がり、自分で自分の首を絞める。

これが四つ目の、雪だるま拡大構造だ。

現代人が感情疲労に蝕《むしば》まれる理由

日本では1998年以降、うつや自殺が増加している。

経済悪化の影響を指摘する人が多いが、私は感情疲労の増加によるものだと考えている。

1998年ごろの日本では、携帯電話やインターネットが急激に社会に普及してきた。

これによって、ネットの株式や為替などの情報に釘付けとなり、その変化に一喜一憂する人も増えた。

あるいはメールは、休憩時間や睡眠時間に関係なく「もう別れましょう」とか「明日は彼の代行でプレゼンよろしく」などと我々を脅《おびや》かし、インターネットやテレビは世界のどこかの国で起こっている悲惨な出来事をライブで教えてくれる。私たちの感情は、24時間、刺激されっぱなしになってしまった。

24時間態勢は、感情が刺激されるだけでなく、消耗したエネルギーを回復するための貴重な睡眠をも奪った。

現代人は、多くの情報と引き換えに、多くのエネルギーを失い、いつの間にか疲れ果てたうつ状態に陥っているのだ。

ここ数年、また情報量が格段に増えてきている。スマートフォンはインターネットをより身近にし、SNS（ソーシャルネットワーキングサービス）が多くの人をつなぎ始めた。感情交流は格段に増え、途切れる時間もない。もちろんつながりは支えの場にもなるが、限られた文字情報での交流が主体のため、誤解も多い。また、匿名性が高いため常識的な配慮を欠く悪意のある言葉が飛び交う。いったん攻撃が始まると、不特定多数の人が、正義の仮面をかぶり、その攻撃に便乗しやすい。ネットの場でのいじめは、現実より陰湿で恐怖を掻《か》き立てる。

1998年が、日本人の感情疲労にとって大きな変化の波であったとすれば、2013年の我々は、いよいよ第二の大波を迎えているのかもしれない。

では、どのようなテーマが感情のムダを引き起こしがちなのだろう。

おそらく、50年前までの日本で、人々の感情を動かしていたのは、生命の安全への欲求、食欲、物欲（金銭欲）、権力欲、愛情（性欲）などであったろう。

実際に戦争などで危険な場面に遭遇することもあり、敵の攻撃には恐怖や不安、怒りの感情で必死に対抗した。また、不安や忍耐を感じながらようやく得られた衣食住に、喜びを感じた。子孫を残すために、必死で恋をしたり、嫉妬したり、恋に破れて悲しみにくれたりした。これらは、生きる事にかなり直結するので、強烈な感情を抱いてもムダとはいえない。

ところが、現代の日本は、経済的に発展し、安全で豊かな社会が続いている。身の危険を感じるような状況に遭遇することもほとんどない。必死にならなくても、食べていける。必死にならなくても性的欲求は満たされる。

こんな時代で、人の感情は、以前とは少し違うところで喚起されている気がする。

それは、対人関係と自分のアイデンティティ（自信のなさ、自責）に関するものだ。

これらは、本人は真剣に悩み、不安に思い、怒りを感じているが、傍《はた》から見たら、だからといって命に関わるほどのことではない。確かに悩むテーマではあるが、「そこまで深刻に悩むことはない」ように見える。本人のこだわりだけ、つまり、「感情のムダ遣い」なのだ。

対人関係で生じる「怒りのムダ遣い」

対人関係の感情のムダ遣いでは、「無用な怒り」と「不必要な不安」が、特に目立つ。まずは「怒り」。

怒りは、先に説明したようにまず自分を疲弊させる。

例えば、ツイッターでの自分のつぶやきが、匿名の誰かから非難されたとしよう。非難したやつのことなど、無視すればいい。どうせたいしたヤツではないんだ、と考えようとするが、どうしても、その「たいしたことないやつ」のことが気になる。腹が立ち、何とか仕返ししたいし、そいつがさらに攻撃してくる不安を考えてしまう。実際は、相手も、ただ気まぐれにつぶやいただけなのに。

これは、原始時代モードで感情が発動しているからだ。

原始時代は、食料や縄張りの争いが激しかった。殺し合うこともあった。そういう意味で、見ず知らずの相手というのは、殺意を警戒しなければならない敵なのだ。

ツイッター上の単なる一言に対しても、このレベルで警戒してしまうので、相手のことから目が離せなくなり、不必要な思考と感情を止められないのだ。原始人的反応によるエネルギーの過剰支出の典型だ。

さらに、怒りやイライラは、周囲を緊張させることから、周囲の人に嫌がられる。もともとイライラの表情や声、雰囲気は、緊張（危険）情報を含んでいる。イライラしている人が攻撃するかもしれないし、他の人と争いごと（殺し合い）を始めるかもしれない。あるいは、イライラしている人は、猛獣や災害の危険に備えているのかもしれない。

いずれにしても、「その人の周りにいるのは、危険だ」と我々の心は原始人的に反応する。怒りっぽい人が1人いるだけで、職場全体が緊張する。疲れてしまう。だから、いつも機嫌が悪い人は、それだけで嫌われる。

さらに、もしその人が、怒りをコントロールできず、周囲にぶつけるようになると、周囲の人は、退避するか、反撃するようになる。身を守るための怒りの感情が、逆に敵を作ってしまうのだ。このように、怒りは非常に悪循環に陥りやすい。

組織のなかでの怒りは、生産性にも影響する。

上司の怒りは、部下を緊張させる。部下は自分を守るためにエネルギーと注意力を使い、仕事の質が落ちる。さらに緊張が続くので疲弊（ムリ）に陥りやすい。

仕事を滞《とどこお》らせたかったら、上司は常にイライラしているといいだろう。

対人関係における「不安のムダ遣い」

さて次は「対人不安」。怒りの背景には、不安が隠れている場合が多い。特に対人にまつわる不安だ。強い不安なので対人恐怖と呼ばれることもある。

ところで、どうして人は他人に対し、そんなに強く不安を持つのだろう。

原始人が最も怖れたもの、つまり不安の対象は、トラでも熊でも、雷でもない。一番怖かったのは、ヒトなのだ。実は人は、もっとも凶暴な生き物。人は人を一番怖がる。だから我々は、他人の行動を必死で予測しようとする。これが対人不安の原型だ。

現代社会は、交通やインターネットなどのおかげで、50年前までに比べて、人の交わりが飛躍的に多くなった。以前は、北海道の人が九州の人と知り合うことはかなり難しかったが、今では世界中の人と交流できる。見ず知らずの人から「お友達になりましょう」と、メールが届く時代だ。新しい人には緊張するようにプログラムされている原始時代用の対人不安が、いつでも発動している状態だ。

それでも、ある程度つき合うようになれば、不安は減少していくものだ。

ところが、現代人はなかなか「人に慣れない」傾向があるように思う。

核家族で育ち、塾などに追われ友達と遊ぶ暇もなく、ゲームなどでの1人遊びをしてきた若者は、以前の日本人に比べ、生身の人間とのふれあいの経験が少ない。

私たちは、子供のころから経験を積んで「人は、そんなに怖くない」ことを学んでいくのだが、その学習が不十分なまま大人になる人が増えている。するとどうしても、原始時代の対人恐怖に影響され、人と交わること自体を避けるようになる。最近の2次元指向やネットだけでの交流、オタク文化、結婚しない症候群、社会に出ないニートや引きこもりなどの増加には、この過剰な対人不安が背景にあるように思える。

現代人の悩みには、対人の過剰な不安と、それを持つことによる疲労が語られることが多い。

いつも他人の言動が気になる。気になりすぎる。そして疲れる。

雪だるまのところで説明したように、他人の言動を常に「自分が迫害されていないか」という視点で見がちなので、何をするにも（しないにも）作業以外の、他人の視点に対する注意のほうにエネルギーを使ってしまっているのだ。

現実の「人間」は、そんなに敵意を持っているわけではない。だから、もっと気楽に人と接すればいいのに、それができない。まさに不安の感情のムダ遣いになってしまっている。

自信のなさと自責の背景にあるもの

次にムダな感情が生じやすいのが、自分自身について、つまりアイデンティティにかかわる問題。多いのは、自信のなさと自責傾向だ。

まず、自信の低下。カウンセリングをしていると、ここ10年ほど、自信のないクライアントが増えていると感じる。

「いい子でないと、受け入れられない」という思い込みが強い人が多いようだ。周囲から見たらいい子なのだが、自分自身は「いい子」でない部分を知っている。だから、それを周囲に知られた時の怖さがあり、安心できない。

また、客観的に見たら良い成果を上げているのだが、理想イメージが高く、自分自身で常にダメ出しをしながら生きている人も多い。

このような自信のない人は、良くできた課題に対しても、常に不満足を感じているので、ほとんどいつも、不安や猜疑《さいぎ》、自分自身に対する怒り、絶望などが発動している。

次は、自責の強さ。

なにかがうまくいかないことを自分のせいにするのが自責の思考だが、これが強すぎると、ほんの少しの不具合があっただけで、自分を責める。問題改善のために思考を続けるだけでなく、その責任を追及される不安が募り、さらには、攻められたときの防御（言い訳や逃避、反撃）などを考えてしまう。

この自信のなさと自責は、周囲の人が「そんなに思うほどのことではないのに」というレベルでも、強く発動するムダな感情になりやすい。

さらに、自信の低下と自責は、怒りや不安と連動している。自分を責め、そんな自分が周囲に受け入れられるという自信がもてないから、他人から攻め（責め）られる恐怖、つまり対人不安が募る。自分を責める苦しさや、自信のなさの不安を感じないようにするために、他罰的に考えることを学んでしまった人もいる。つまり、対人の怒りの裏には、自責や自信のなさが隠れていることが多いのだ。

「対人不安」、「怒り」、「自信のなさ」、「自責」は、相互に関連し、雪だるま方式でムダな感情が増幅してしまいやすい。現代人がうつ状態になるとき、ほとんどの場合、この四つの感情が、苦しみの主体となっている。

この四つの苦しみの背景にあるのは、経験の乏しさによる「価値観の未熟さ」だ。

例えば、他人や世の中を変えられると思っている。

例えば、自分は周囲から大切に扱われるべきものと思っている。

例えば、努力すれば必ず報われると思っている。

例えば、正義は必ず勝つと思っている。

しかし、理想と現実は違う。

我々は、子供のころから様々な理不尽を経験しながら、人生を過ごすのにちょうどいい価値観を身につけるものだ。しかし現代の若者は、あまりにも整いすぎた環境の中で、適度な挫折を経験しないで育ってしまい、右に紹介したような理想を修正するチャンスがないまま、大人になってしまう人が多い。

そしていよいよ、世の中の洗礼を受けるとき、過剰な感情を発動してしまうのだ。

そのときに、原始人モードで反応する感情は、命がけで周囲から自分を守ろうとする。

命がけの不安、命がけの怒り。

過剰な反応は、周囲を傷つける。自分を守るどころか、逆に周囲から疎《うと》まれていく。

そのような状況を修復するようなコミュニケーションスキルもない。

また、自分の生き方について、あふれる情報の中で、どうしても自分を低く見てしまう傾向がある。ネットやマスコミでは、自分より有能な人が声高に主張し合っている。

女性も強くなり、男性は言葉で傷つけられることを怖れ、声もかけられない。

不況のため、就職試験で何度も落ちる。職を選ばなければ仕事はあるのに、自分のこだわりでどうしても狭き門をたたき続けてしまう。努力が足りないから成功しないと自分を責め、こんな自分なんて、結婚も、就職もできないし、老後も1人きりだと不安を募らせてしまう。

(2) 感情のムダ遣いを減らす方法

感情疲労を避ける三つのポイント

ムダな感情疲労を避けるためにはどうしたらいいだろうか。

大きく三つのポイントがある。

一つは、感情とのつき合い方の練習。湧き上がった不要な感情をできるだけ早く鎮める手順を練習する。

もう一つは、過剰に防衛的（被害的）な視点を緩《ゆる》めることだ。そのためには、視点のコントロールを練習しよう。

三つ目は、自信をつけること。感情をうまくコントロールできるようになると、自然と自信がついてきて、社会が怖くなくなり、過剰に防衛的な視点も薄れていく。その自信を感じられるような工夫を練習しよう。

ここでは、この三つのポイントを訓練するための一例を、怒りのコントロール方法で紹介しよう。

怒りのメリット、デメリットを整理すると

なぜ感情（怒り）をコントロールする必要があるのかを、しっかり理解しておく必要がある。

というのも怒りのセットメニューには、「自分のやっていることが正しい、正義である」と思わせるという機能がついている。

原始人レベルでは、そう思わないと命がけの行動ができないからだ。

だから、怒りを持ちやすい人は、「怒りのコントロールをしましょう」と持ちかけても、「そうは言っても、俺が怒るには正当な理由がある。俺が変わるんじゃなくて、まず相手が変わるべきだ」と思ってしまう。

そのままトレーニングをやっても、結局、本心から変わろうとしていないので、変われ

ないし、すぐ「やっぱり、俺にはムリ」とあきらめてしまう。
さて、すでに感情のムダ遣いのデメリットは説明してきたが、ここでは、メリットも含めもう一度、軽く整理しておこう。

怒りは、
〔メリット〕
自分の利権を確保する。
相手に、反省と学習の機会を与える。
攻撃する勇気が湧く（ある種の爽快感もある）。
が、
〔デメリット〕
血圧を上げることを始め、自分の体を傷つける
（肩こり、腰痛、歯痛、めまいなど様々な不調の原因に）。
つい過剰に攻撃して、後で後悔する。
相手を萎縮させ、相手の思考を止めてしまう。

敵を増やし、自分で自分の環境を厳しくする。

長くうらまれる（怒ったほうは覚えていないが、怒られたほうは長く覚えている）。

怒りが長引くと、疲れてしまう。


このように怒りは、文明社会ではどうしてもマイナスが大きくなる。

だから、宗教、道徳、学校教育、しつけの場面では、再三、怒らないことを奨められてきた。


「気は長く、心は丸く、腹立てず、口慎めば、命長かれ」

誰から教えられたか忘れたが、良い言葉だと思い、心に留めている。よく見てみると、結局「怒るな」と言っている。

怒りは、コントロールしたほうがいいのだ。

軍隊に学ぶ「ダメージコントロール」の手法

このように、怒りは、冷静に損得収支を考えれば、よほどの状況でない限り、取るべき選択ではない。

ところが、我々は簡単に怒ってしまう。

それは、怒りの感情のセットメニューに、もう一つ「すぐに最大に感情を発動する」という機能がついているからだ。

これも当然、原始時代仕様だ。仲間が敵に傷つけられそうになっているとき、怒りが次の日に湧いてくるようでは遅いのだ。やられる前に、あるいは敵が逃げる前に反撃しなければならない。

前に紹介した、「自分のやっていることは正しい」というメニューと合わせ、怒りの感情は、あるきっかけで「すぐに発動」し、客観的な分析を待たずに「断固たる決心（思い込み）」で行動に移させる。

だから、後で悔やむのだ。

では、この瞬発力のある怒りを、どうコントロールすればいいのだろう。

ここでは、「ダメージコントロール」の発想が役に立つ。

ダメージコントロールとは、例えば軍艦が、敵の攻撃にやられたときも、被害（ダメージ）を最小限にして（コントロールして）、活動を続けられるように工夫することだ。

船の中に間仕切りを多く設けて、浸水を局所に絞る。重要な電源や制御システムを、一つではなく複数設ける、などの対処がこれにあたる。

かつて、戦艦大和は不沈戦艦と呼ばれた。「不沈」は精神論頼みであって、実際に攻撃されたときは、ダメージをコントロールできず、すぐに沈んでしまった。

さて、怒りの感情に対するダメージコントロールとはどういうことだろう。

怒りには、瞬発力がある。

だから、これを完全に止めることはできない。しかしそのままだと、ムダな感情が拡大し、デメリットが大きくなる。

そこで、怒るのは仕方がないが、怒りをできるだけ早く沈静化する方法を学ぶのだ。怒りをできるだけ「短時間にし、外に出さない」ことが、怒りのダメージコントロールの主眼になる。

手順効果を使った訓練

手順効果とは、ある決められた手順をとるようにすると、感情をコントロールしやすくなることだ。

イチローが打席に入る時のしぐさは、いつも決まっている。あれが「手順」だ。あのしぐさで、イチローは余分な緊張や不安をコントロールしている。

怒りのコントロールの場合、具体的には、怒りに乗っ取られた（そうになった）時の手順を決めて、実際の場面で、あるいはイメージトレーニングで、それを練習するのだ。

怒りの対処の手順は、次のとおり。怒りを感じたら……。

①まず、距離をとる（トイレに緊急避難）

怒りの対象の近くにいると、怒りの感情が大きくなり続け、攻撃（口撃）してしまう。だから、とにかく対象から離れることが怒りの拡大、放出を防ぐ第1のダメージコントロールになる。

ただ、そのとき、逃げたと思いたくないし、思われたくもない。

「ちょっと、待っていてくれ、資料を取ってくる」などと言って、トイレに行くのがベストだろう。他にも、電話がかかってきたふりをして、席をはずす。声高に言い合っている時は、痰《たん》が絡んだふりをして、トイレに行く。いくつかのパターンを作っておいて、とにかくその場から離れる努力をしよう。

間合いが切れたら、怒りのコントロールは5割以上成功したと言える。

ムダに傷つけ合う時間を避けることができたし、あなたが、少し冷静になって戻った時には、相手の感情もある程度収まっている。冷静な話し合いに戻れる可能性は格段に大きくなるだろう。

②呼吸、背伸びをする（体の間合いを切る）

物理的間合いが切れたら、次の手順は、呼吸と背伸びだ。

怒りは、体を緊張させ、力を入れさせている。その状態でいくら頭だけで冷静になろうとしても、難しい。

まず、体をほぐすことからはじめよう。私は「体の間合いを切る」と呼んでいる。

一つ目は、大きく呼吸すること。

できれば腹式呼吸がいい。

意識を、お腹をへこませることに向け、5～10回も呼吸したら、少し怒りと距離がとれるはずだ。なかなかお腹をへこますことができない人は、呼吸そのものに意識を向ける。その場合は、吐く時に、風船を膨らませるように、「ふー」と音を立てて吐く。吸う時はその反動で吸えばいい。

タバコを吸う人は、深呼吸の前後で、一服するのは、特に効果的だろう。

次に、背伸びをする。体をひねったり、曲げたりしよう。首を回すのも効果的だ。スペースがあるなら、歩いてもいい。

とにかく体を動かす。これが二つ目の手順だ。

③怒りの必要性を分析する

体を動かして少し落ち着いたら、いよいよ怒りについて考える。

このときのポイントは、まず、怒りという「自分の感情」そのものについて考えることだ。

通常怒りは、いかに相手が自分を攻撃してきたか、いかに相手に反撃するかなどのように、「相手」のことを自動的に思考の中心にしてしまう傾向がある。この思考では、どうしても怒りは収まりにくい。

そこで、思考のアプローチを意識的に変えてみる。最初に考えるテーマは、「この怒りは本当に必要なのか」ということだ。怒りはデメリットの多い感情。最終手段だ。本当に、本当に必要な時だけ、発動を許可しよう。

まず、怒りのデメリットを思い出す。150ページで紹介した怒りのデメリットを、コピーして財布にでも入れたり、携帯にメモしておくのもいいかもしれない。

次に「もし、怒らなかったら何が変わるのか、それとも変わらないのか、どんな具体的問題が残るのか」を自問すればいいだろう。

怒り以外に目的を達成できる方法はないのかも考えてみる。

④「七つの視点」による冷静な状況の見直し

次に、七つの視点で考えてみる。

(1)自分目線

なぜ自分は怒ったのか、何が気に食わないのか、何を傷つけられたのか。

(2)相手目線

相手はなぜそんなことを言ったのか、したのか。

(3)第三者目線

周囲の人にはどう見えたか。

(4)時間目線

この問題は、過去、現在、未来とどう関わっているか。

(5)宇宙目線

宇宙人から見たら、神様から見たら、どう見えるか。

(6)感謝目線

今回の出来事に感謝できるところはないか。

(7)ユーモア目線

ユーモアで表現できるところはないか。

⑤怒る前に、怒りのイメージトレーニングをする

どうしても怒りを発動しなければならないなら、何に対し、どれぐらいの程度で、怒るべきか。それをどう表現するべきか、を具体的に思い浮かべてみる。

このとき、ただいたずらに怒りを抑圧しようとするのではなく、自分の感情がどうすれば落ち着くかを考える。

このステップは、重要だ。

ただ怒りに任せておくと、思考は「いかに相手を攻撃するか」をテーマにする。それは

相手の動きを読まなければならないので、大変な作業になる。

それを、意識的に「自分の怒りの感情がどうすれば落ち着くか」という視点に変えることにより、問題が扱いやすくなる。というのも、自分が主体になるので、変動要素が少なくなり、考えやすくなるからだ。

⑥理想的な怒り方をしているモデルを探す

ある程度イメージができたら、この怒りのコントロールをうまくしていそうなモデルとなる人物を探す。

身近な人でもいいし、漫画の主人公などでもいい。

その人が上手に、対応している姿をイメージし、次に、自分も同じように対応している姿をイメージする。

⑦記憶の棚にしまう

実際に、行動に移さなかった時、移せなかった時は、相手に攻撃されたイメージだけで終わることなく、上手に対応したという「結果」までイメージすることが重要である。

というのも、攻撃されたままのイメージでは、怒りが潜み続け、次の、何らかの些細なきっかけで、過大な反応をしてしまうからだ。

右のイメージトレーニングの続きで、相手の反応までしっかりイメージし、「うまく紛争を解決できた」という記憶として心の中の棚にしまうようにすると、今回のトラブルが「いやな感じ」として記憶されてしまうのを、防ぐことができる。

年下の同僚に腹を立てているBさんの場合

Bさんは、年下の同僚のCさんに腹を立てている。

Cさんについては、これまでだいぶ面倒を見てきたつもりだ。

ところが、最近のCさんは、何かにつけBさんに対し、不遜《ふそん》な態度をとっている。

まず、Bさんを無視する。業務上の指示をしても、ハイとは言うものの、結局は自分の考えで業務を進めて、後でそれを指摘すると、「すいません。こっちのほうがいいと思ったので……」とか、「課長に相談したら、それでいいと言われたので……」などと、適当に話をごまかす。

それだけではない。以前は、Cさんからしっかり挨拶してきたのに、今は、こちらから

「おはよう」と言わないと挨拶しない。

極めつけは、どうもBさんの悪口を言いふらしているようだ。先日も、他の部署の同期から、Cさんがその部署で「Bさんは自分勝手に仕事を進める人だ」というような話をしていたと耳打ちされた。

そして今朝だ。

大切な会議があり、その資料を準備していたのに、データが差し替えられている。おかしい、と思ってCさんに聞くと、「最新のデータに書き換えておきました。課長にも変更部分の内容は説明しておきましたから。会議室を、準備しておきます」と、涼しい顔で出て行こうとする。

「ちょっと、まてよ。俺のデータを勝手にいじるな」という言葉が、のどまで出かかったが、何とか飲み込んだ。

しかし、腹の虫は収まらない。

「いったいどういうことなんだ。俺に連絡すればいいことだろう。自分が良い顔をしたいために、課長に取り入りやがって。俺の揚げ足を取ろうというわけか……」と怒りの思考が渦巻く。

Bさんは、先日怒りのコントロールセミナーで教わった手順を思い出した。

①距離を取る

この場合、すでに相手はいない。しかし、できたら1人でゆっくり考えられる環境に移るといい。幸い、言い争いになっているわけではなかったので、席をはずしても、逃げたような感じにはならない。Bさんは、外階段にある喫煙所に向かった。

②深呼吸して、背伸びする

喫煙所につくと、タバコに火をつけた。

一服して、次は大きく深呼吸をしてみる。背伸びもしてみた。タバコがもったいなかったので、タバコを吸い終わってから、もう一度、教えてもらった腹式呼吸を5回ほどやってみた。

③怒りの必要性分析

さて、Cさんのことを振り返る。また、むらむらと怒りが湧いてくるが、セミナーを思い出して、Cさんのことではなく、怒りそのものについて考えてみる。

怒りは、自分を傷つけることを思い出した。できるなら、怒らないほうがいい。それは、わかる。しかし気持ちはまだ、怒っている。今度こそ、ガツンと言ってやらなければという思いは消えていない。

次は、「もし、怒らなかったら何が変わるのか、それとも変わらないのか、どんな具体的問題が残るのか」。

ここで、少し冷静になる。

怒らなかったら……、あいつは今のままで増長して、俺を馬鹿にし続ける。具体的には、今日のように俺の仕事の揚げ足を取って、俺に対する課長の評価を落とそうとする。

確かに、怒るべき内容だ。

でも、怒ったら、それがどれぐらい変わるのかと言われると……。変わらないかもな……。逆にすぐにキレたりしたら、それこそ俺のことを馬鹿にするかもしれない。課長もそう思うだろう。今我慢したのは、当面の対処としては、正しかったのだなぁ……と思えてきた。

そこで次は、さらにいろんな視点で今回の出来事を見てみることにした。

④七つの視点

(1)自分目線

「どうして自分は怒っているのだろう」と自問する。「それは、自分の仕事にけちをつけられたからだ」と自答して、少し冷静になったもう1人の自分が、「しかし、最新のデータになったことはいいことじゃないか」と答える。それに対し怒っている自分は、「だとしても、俺に仁義を切ってから変えるべきじゃないか」と反論する。「ということは、仁義が切られなかったから怒っているのか」と、冷静な自分。

(2)相手目線

Cから見たら、今回の出来事はどう見えるのだろう。「ところで、どうしてCは、俺のデータを触ったのだろう。そうか、昨日は、俺が外回りだったからか。課長に指示されたこ？　それでやったのかな？　もしそうなら、Cは感謝されると思っていたかも……」。

(3)第三者目線

これを第三者から見たらどう見えるか。「仮に2人の間に多少の誤解があったとして、それを先輩のほうがマイナスに捉えてしまうのは、傍から見たら、格好悪いだろうな」。

(4)時間目線

過去、現在、未来、という時間軸で考えてみる。

「昔は、とても素直だった。でも今はどうも反発している。なぜだろう。……仕事を覚えてきたということか？　自分でもっとやりたい、やれると思っているのか？」と冷静な自分。「しかし、まだまだひよこだろう」と怒っている自分。

(5)宇宙目線

「後輩と先輩のいざこざなんて、よくあることだよな」

(6)感謝目線

何か感謝できることはないか。

「少しは、冷静に考えられるようになってきた。Cのおかげで、怒りのコントロールがうまくなるかもしれない」

(7)ユーモア目線

この事態を、ユーモアの視点で捉えてみようとする。なかなか思いつかなかったが、先輩が、後輩に鍛えられているという、コントだと考えてみる。怒りというより少々、笑える感じになった。笑えるけど、憎めない先輩というキャラクターもありだと思う。

このように、強制的にいろいろな視点で考えているうち、当初の爆発的な怒りはいつの間にか収まっていた。

⑤怒る前に、怒りのイメージトレーニングをする

さて、いよいよCさんへの対応の具体的検討だ。「何に対し、どれぐらいの程度で、怒るか。それをどう表現するか」について考える。

これまで考えてきたことでは、自分に対して仁義を切ってないということが怒りのポイントだ。じゃ、そう言えばいいか……。

いろいろ考えてみて、「データを修正してくれてありがとう。ただ、俺の担当なので、事前に教えてくれればありがたいのだが」と表現するのが一番良いのではないかと思った。

⑥理想的な怒り方をしているモデルを探す

それを、Cさんに伝えることをイメージしてみる。相手の言葉も連想し、それに対する返しもいくつか考えた。

しかし、どうも切り出しがうまくイメージできない。

そこで、こんなときにもさばさばと物事を進められる同僚Kをモデルにしてみた。Kなら、会議の後、資料を片付けながら、さらりと切り出すだろうとイメージできた。

⑦記憶の棚にしまう

喫煙所で、十分怒りに対する戦略を練ったBさんは、ずいぶん落ち着いて、部署に戻ることができた。

実は、会議の後は、会議で紛糾した内容への対応で、BさんもCさんもバタバタしていたので、Bさんが思い描いたような会話はできなかった。

しかし、Bさんの怒りは、すでに収まっていたし、Bさんの記憶には、しっかり対処できたイメージのほうが残っていたので、恨みの気持ちも、ほとんど残ってはいなかった。

むしろ、怒りをコントロールできた自分に少し自信がついていた。

感情のコントロール訓練は「自信」を育てる訓練

怒りのコントロールのステップを紹介した。

これは、148ページで説明した、ムダな感情疲労を避けるための三つの要素を含んでいる。まず、①不要な感情をできるだけ早く鎮めること。そのためには、感情そのものを否定せず、持続時間と及ぼす行為のコントロールに焦点を合わせる練習が組み込まれている。

次に、②過剰に防衛的（被害的）な視点を緩めること。そのためには、様々な視点で、物が見られるように、自問自答をする手順が準備されている。

そして、③感情の暴走をコントロールし、自信をつけること。

これは、この訓練をどう続けるかにかかっている。

もし、ある人が、イライラした時にこの手順を試してみたとしよう。残念ながら、あまり効果はなかった。

それで、止めてしまっては、自信は育たない。

思考訓練は、体の運動訓練（スポーツ）と同じだ。

バスケットボールのシュートには、ドリブルしながら近づき、ステップを踏み、ジャンプして、ボールをボードにぶつけ、跳ね返りを利用してバスケットに入れる、という手順がある。初心者がその手順を聞いて、一度試してみる。うまく行かない。それで止めてしまっては、永遠にシュートは上達しない。当然、自信もつかない。

何度も、トライしなければならないのだ。

そのうちに、だんだんシュートが入るようになってくる。3カ月もすれば、ディフェンスがいなければ、簡単にシュートを決められるぐらいの実力になる。自分でも「こんなの簡単」と思う。これが自信ができた状態だ。

怒りのコントロールも、初めはうまく行かなくても、何度も練習してほしい。

練習の仕方は、いろいろだ。

怒りっぽい人は、一日のうちに何度もイラッとすることがあるだろうから、そのたびごとに、少しずつ訓練してほしい。

あまり怒ることがない人は、イメージトレーニングが効果的だろう。

また、手順が多すぎて覚えきれない人は、部分ごとにやってもいい。できそうなものから、一つでも試してみるという姿勢でいい。

重要なのは、本書で紹介している手順を正確に実施することではない。自分なりに効果のあるステップを選択し、自分なりの手順を決め、それを繰り返し練習すればいいのだ。

イチローのフォームだって、彼独特のものなのだから。

3章

ムラのある人から脱却する

——心の振れ幅を小さくする技術

(1) なぜムラが起こるのか

ムラがある人は周りの信頼を失う

産業界では、ムリとムダの混在している状態がムラと定義されるが、一般的な生活では、感情や集中力・興味の波が大きい人を、「ムラのある人」と呼ぶことが多い。

ムラはあなたと会社にどのような影響を及ぼすのだろうか。

実は、何かを始めようとする時、ムラのことを最初に気にする人はいない。すぐに目につくのは、ムダ、つまり感情のムダ遣いだ。怒りをはじめ、不安や恐怖や嫉妬心などは私たちを必要以上に苦しめる。少し経《た》つと、ムリが気になってくる。エネルギー切れによるパフォーマンスの低下や、性格の変化などが目立ってくる。

最後に表に出てくるのが、ムラだ。

これまで頑張っていたのに突然活動量が低下する、というムリの崩壊のパターンが初めに訪れる。かと思ったら、また突然以前のように活発になる。元気なペースに戻ってしばらくすると、また落ちる。

ムダは、全体の効率を薄く低下させ、崩壊の下地を作る。ムリは、崩壊そのもの。一時的に大きなダメージを与える。これに対しムラは、スピードが一定でないために、計算できない状態が長く続くことが特徴だ。仕事の流れが滞《とどこお》り、結果的にはかなり効率が落ちてくる。

社会で手に入る一般的なモチベーション啓発情報でも、ムダをなくすあるいはムリを防ぐための情報は比較的手に入りやすい。しかし、ムラの問題は、長期にならないとトラブルとして顕在《けんざい》化しないので、メインテーマとして取り上げられることは少ないだろう。

ところがムラは、現実には、会社が存続するために、あるいは個人が生きていくうえで、（ムリ・ムダと並んで）大きい問題となるのだ。

例えば、現代人にとってダイエットはとても大きな関心事項だ。

われわれは一般的にダイエットにはまり、すぐにやめて、今度は食べすぎ、リバウンドする。まさにムラの状態。

また、最近大きな問題になっている「新型うつ」や「うつ状態からの復職」では、ムラの状態が長く続き、本人を苦しめる。

このようなムラは、パフォーマンスが低くなるだけでなく、周囲との関係で、トラブルが大きくなる傾向にある。

人はお互いペースを合わせながら生活している。それが信頼というものだ。ムラのある人は、この信頼を裏切る。周囲の人は、「やる気がない、責任感がない、性格が悪い、能力がない」と評価し始める。その評価は本人も感じ、自分でも何とかしようと思うが、ムラをコントロールできない。

すると今度は、自分自身に対する信頼、文字通り、「自信」がなくなるのだ。

ムダの章でも説明したとおり、自信が低下している人は、他人を避け社会から遠のいてしまいがちだ。あるいは、自信が揺らいでいるのを隠すため、他人を攻撃することもある。それがまた、周囲との関係を悪化させる。

このように、ムラは、周囲の人を消耗させ、孤立の原因となる。

新型うつや、うつからの復職だけでなく、現代社会で増えつつある様々な依存的行動、アルコール、DV、パワハラ・セクハラ、タバコ、ネット、ギャンブルなどの対処の時も、本人と周囲は、ムラに翻弄《ほんろう》される。

もし組織の中で、ある人のムラが大きくなったとしよう。その人が重要なポストについているほど、全体の仕事のペースを乱すし、組織の中での人間関係にも大きな波及効果を及ぼす。それは組織全体のムリにつながる。

逆にもともとムリが募る組織では、多くの人が、ムラの状態に陥ることもある。

とにかく、ムラには、「翻弄される感」が伴う。

それを避けるには、ムラがどうして生じるのかを理解しなければならない。

というのも、ムラは、その状態に対する周囲と本人の「無理解」が原因で、悪化もしくは固定化する傾向があるからだ。

ムラには二種類ある

ムラを悪化させないためには、そのメカニズムを理解することが最も重要だ。

ムラの発生には、大きく分けて二つの原因がある。この二つを一緒にしてはいけない。

同じ現象（症状）でも、原因によって、対策も変わる。

一般的に思いつく原因は、本人のやる気が足りないことだ。パターン1と呼ぼう。例えば、ある資格が必要だからと勉強を始めた。数日は、集中して頑張る。ところが、いわゆる三日坊主のブレーキが働き、すぐにやる気が低下してきた。

ところが、しばらくすると何らかのきっかけで、また、やらなきゃと思い、勉強を再開するが、結局また続かない。

まさに典型的なムラだ。

このようなムラが生じた時、つまり急に意欲が低下した時、周囲は、本人のやる気を刺激しようとする。

本人の状況認識の甘さ、想像力の低さ、責任感の低さ、仕事の手順・要領の悪さなどの問題として考え、「人生をなめるな」と気合を入れたり、今後の社会情勢の厳しさを説明したり、勉強や仕事の仕方を教えたりする。

たいがいの場合これでうまくいくだろう。あるいは状況が切迫してくれば、スイッチが入ったように、勉強し始めるはずだ。

このパターン1は、多くの人が経験することだ。

このムラは、それほど悪化し、長期化することはない。

問題はもう一つのパターン。エネルギー低下によるムラだ（パターン2）。このムラに、周囲がパターン1と同じように接すると、ムラの悪化と長期化が起こる。

「過去の経験」と「エネルギー不足」という原因

ムリのところでもふれたが、やる気は、意識と無意識の双方から影響を受ける。

パターン1に対する周囲の対処は、意識からのアプローチがほとんどだ。例えば、必要性、物事の予測、方法論、道徳的観念、利益、効率の問題として、説得や激励を試みる。

ところが、実際のやる気は、意識だけではなく無意識の影響も大きく受けている。

無意識にとって大きい要素は、例えば、無意識が評価する「目標の達成可能性」だ。

客観的には、十分可能性がある課題でも、本人には、とても可能性が低いように感じられている場合、いくら意識から論理的な説明やデータで説得されても、行動しようという気力は湧かない。

それは、「過去の経験」から大きな影響を受けているからだ。

無意識は、過去に今回と似た課題で、最終的につらい体験をしたことをしっかり覚えていて、それを避けようとしてしまう。

例えば、学生時代に何かの代表に選ばれたとしよう。当初は嬉《うれ》しかった。ところが、練習などをするうちに、先生から失望され、周囲からねたまれ、大変つらい思いをした。本番も、失敗してはならないとのプレッシャーで潰れそうになり、結果も芳《かんば》しくなかった。

そんな経験をした人は、社会に出て、何か目立ってしまう状況が現実味を帯びると、どうしてもそれ以上、勉強やトレーニングをする気力が低下してしまう。

周囲から、いいチャンスだからと言われ、自分でもそう思うのに、なぜか力が出てこないのだ。

これが、無意識の力だ。

「過去の経験」と並んで、無意識の方向から大きな影響を与えてくるのが、「エネルギー不足」だ。

ムダの章でもふれたが、現代人は、慢性のエネルギー不足に陥っている。

近代化し栄養も豊かな時代になっているが、テレビなどでは疲労回復ドリンクやサプリメントのコマーシャルが頻繁に流れている。

疲労の主な原因は、情報過多だ。インターネットやスマートフォンなどのおかげで、情報があふれている。情報があるのはいいことだが、多すぎると、その情報処理にまたエネルギーを使い、情報に喚起された（ムダな）感情で、またエネルギーを消耗する。

だから、現代人は疲れているのだ。

そんな現代人の疲れは、ついに元気な若者まで侵食している。

新型うつは、蓄積疲労型のうつ

新型うつが、話題になっている。

従来のうつは、夜は眠れず、食欲もなく、疲れ果てて行動力が低下する。趣味もぱったりやらなくなる。嬉しさなどの感情がなくなり、やたらと自分を責める。だから、周囲が「休め」、「医者を受診しろ」と言ってもなかなか言うことを聞かない。ようやく受診すると、抗うつ薬などの薬がよく効くことが多い。

これに対し、新型は、疲れを感じることもあるが、数日すると回復する。

不安やイライラが強く、周囲を責める。

夜は眠らず、夜更かしし、好きなように過ごしているように見える。仕事を頼むと、何かと言い訳をして逃れようとしたり、それさえなく、簡単に「ムリです」と言う。

つらいからと、自主的に休みを取って、海外旅行に行っている。それをたしなめると、また休む。

だらけている、休み癖がついているという評価に対して、迫害されている、偏見だと自己主張する。

精神科を受診することに抵抗もなく、診断書を盾に、「会社は、必要なメンタルヘルスのケアを行っていない」などと言い出す。薬はあまり効かない。

結局、ずるずると休んだり、出勤したりを繰り返し、本人も周囲も消耗していく。これが、新型だ。

「新型」というのは、ドクターと社会にとって「新型」というだけで、うつの人を多く見てきた私には、特に新型には思えない。

というのも、うつの症状自体は、変わらないからだ。

ただ、誰が、どういう経緯で、どのレベルのうつ状態にあるかによって、表面に表れる行動や症状が変わってきているだけのことだ。

まず、うつの経緯。ここ十数年、うつ状態で受診する人の数は増えている。その主体は、蓄積疲労型のうつだ。

従来は、がんなどと同じように、病気としてうつ状態になる場合が主流だった。人口の

図9　蓄積疲労型うつには中途半端な状態が存在する

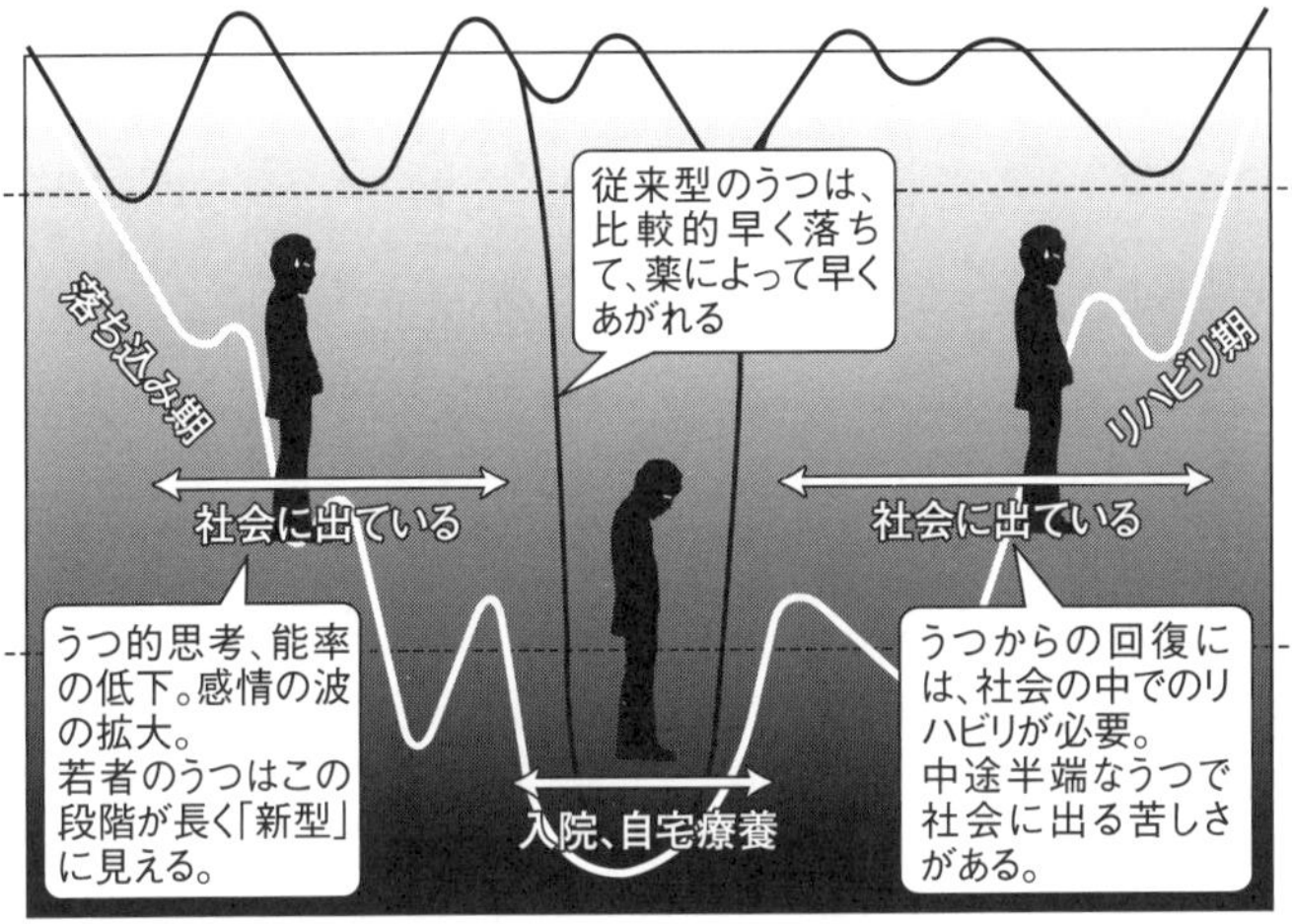

従来型のうつは、比較的早く落ちて、薬によって早くあがれる
落ち込み期
リハビリ期
社会に出ている
社会に出ている
うつ的思考、能率の低下。感情の波の拡大。若者のうつはこの段階が長く「新型」に見える。
入院、自宅療養
うつからの回復には、社会の中でのリハビリが必要。中途半端なうつで社会に出る苦しさがある。

1～2％の人のうつはこのケースだ。これは今でも変わらない。このケースには、従来の抗うつ薬が効く。

ところが、人口の5％から10％を占めるようになった蓄積疲労型のうつは、「疲労」によって生じている。疲労しきった体を休ませようと、無意識が必死に引きこもらせようとしている姿が、「うつ」として表れていると考えてもらっていい（疲労とうつの症状の関連については、拙著『うつからの脱出』などをお読みいただきたい）。

従来型と違うのは、疲労なので、蓄積していく途中段階が長いということだ（**図9**）。

従来型は、悪くなるのも早いから比較的早期にあきらめがつき、自宅療養や入院に入れた。これに対し、蓄積疲労型は、疲れが少しずつ溜まっていく分、うつの進行も遅い。なかなかあきらめもつきにくく、治療や休養などの根本的な対処に入るタイミングが遅れがちだ。つまり、その間は、うつを抱えたまま社会での生活を続けていることになる。

また、回復するときも従来型より長引く傾向にある。

従来型は、休養や治療によって症状が取れれば、回復する。しかし、蓄積疲労型は、たとえ表面上の症状が取れても、蓄積した疲労が解消していなければ、また症状がぶり返してくる。しかし、薬が効いているので、長期の休養や入院が必要なほどには悪化しない。結局、治りきらない状態で社会に出続けてしまうのだ。

以前は少なかった「社会で生活するうつ状態の人」が、急激に増えてきた。しかも、医療現場で以前から知られている知識ではなかなか理解しがたいし、対応も難しい。それで社会は今、びっくりしているのだ。

若者の新型うつのムラが、周りを疲弊させる構造

ムリの章で、3段階の変化を紹介した。

第1段階程度のムリなら、意識でコントロールできる。周囲の人の励ましや指導も効果があるだろう。

ところが、第2段階に至ると、無意識のほうの力が強くなる。

無意識の力、それがうつ状態の思考の偏りだ。

疲労からのうつは、本人も気がつかないうちに、まず作業能率の低下に表れてくる。次に、それ以上仕事を受けないように、否定的な感情や不安、イライラが強くなってくる。

これは、第2段階で誰にでも起こる「症状」なのだ。

従来型は、この第2段階の時間が少なく、すぐ第3段階に至る。第3段階、つまり深刻なうつ状態になると、誰でもだいたい同じような症状になる。風邪がひどくなると、誰でも熱が出て、せきが出て、寝込んでしまうのと同じだ。

これまでの「うつ」のイメージは、この第3段階の状態のものだ。

これに対し、蓄積疲労型のうつは、第2段階が長い。

しかも、個人の性格や体力などによって、実際の社会での行動（社会的症状）には、様々なタイプが表れる。

例えば、50歳、周囲に気を遣う訓練ができている会社員で、周囲の評判を気にし、退職を恐れる、という人のうつの第2段階は、従来のうつのイメージとそれほど変わらない。

ただ違うのが、第3段階に落ち切っていないので、受診したり、休暇を取ったりすることに非常に強い抵抗を示す。

しかし、いったん休むと体力がない分、あきらめもつきやすく、しっかり休養し、回復することができる。

これに対し、20代の若者の場合を考えてみよう。体力はある。インターネットなどを駆使する。周りが守ってくれる環境で育ったため、権利意識は旺盛。社会の仕組みはまだ知らず、人間とのつき合いの訓練は十分ではない。

以前は、若者のうつは少ないと言われていた。病気としても発症しにくいし、若くエネルギーが豊富なので、消耗しきることも少なかった。ところが、いまや中学生の25%がうつと言われる時代になった（傳田健三『子どものうつ 心の叫び』講談社より）。

一番の原因は、情報過多だ。インターネット、マスコミなどであふれる情報に関心があり、感情豊かに反応してしまう。若者は、肉体や頭脳労働ではなく、感情労働で疲労してしまうのだ。

さて、そんな若者が第2段階に陥ると、作業能率が落ち、成績が下がり、仕事が溜まる。

不安と焦りが強くなり、仕事を避けるようになる。

ところが、社会のしきたりや人間関係の保ち方、言葉遣いを知らないので、仕事の量を上手にコントロールできない。結果として、突然「休む」という行動に出てしまう。しかもメールだけの連絡で。

年配の人なら、休みは静かにしているだろう。しかし若いと、少し眠っただけで、すぐに、ある程度行動できるところまで回復してしまう。しかし、第2段階の思考の変化、つまり不安や自信の低下は残っており、それを何とかしたいと思う。そこで、自分なりのストレス解消法を試みる。

若い人のストレス解消は、私が発散系（ハシャギ系）と呼んでいるストレス解消法だ。例えば、運動する、恋人と会う、夜更かしして踊りまくるなど、刺激的で楽しいことをして、嫌なことを忘れようとするもの。海外旅行などは、その代表例だ。

ところが、発散系は、その時はよくても、ストレス解消行動自体でエネルギーを使ってしまい、そのあとで、また蓄積疲労が悪化する。

週明け、疲れた顔をしている若者が、週末の強行軍でグアムに行ってきたことを知った会社の上司は、その感覚が理解できない。

しかし若者は、ただ必死に気分を変えて頑張ろうとしているだけなのだ。残念なことに、周囲がそれをどう感じるか、を知らないだけなのだ。

結局、若者が蓄積疲労に陥ると、職場に出て仕事をしては、すぐ休み、復活しては、また休む。回復してしまうのであきらめもつかず、だらだらとそのレベルで社会に出てしまう。どんどん周囲の評判を落とし、徐々に自信も失っていく。一発逆転を目指して、また活動を開始するが、一時的なもの。このようにムラを激しくしながら、長い第2段階を経て、ようやく第3段階に至る。

本人も苦しいが、周囲も長い間混乱させられる。

リハビリ期のトラブルが増えている

蓄積疲労型のうつが増えてきたことは、「新型」のケースのように落ち込み期（181ページ**図9**）での、トラブルが増えてきただけではない。

リハビリ期のトラブルも増えてきた。

『うつからの脱出』という本の中で、リハビリ期の苦しさに私が警鐘を鳴らしたのが、2004年のことだ。

最近は、リハビリ期の苦しさも社会的に認知され、復職支援は国を挙げてのテーマとなってきた。

ところでなぜ、こんなにリハビリ期は注目を集めているのだろう。

理由は簡単だ。

蓄積疲労が増えた分、社会でリハビリ期を過ごす人（数と時間）が、急激に増えてきたのだ。

蓄積疲労型のうつの場合、疲労回復には、疲労が蓄積したのと同じだけの期間がかかる（医学的には、疲労などのストレスによって脳の神経が壊れ、それが修復されるまでに時間がかかるのだという仮説が有力になっている）。

従来型のうつなら、薬が効いて、脳の回路が元に戻れば、以前の生活ができているだろう。

しかし、疲労型のうつは、「疲労→うつ状態」という流れがあり、うつ状態そのものを薬で緩《ゆる》めても、それは対症療法に過ぎない。たとえ社会復帰しても、根本となる疲労がまだ残っていれば、すぐにまた症状が表れてしまう。

落ち込み期、つまり蓄積疲労が増えていく過程では、ムリをする人はぎりぎりまで頑張り、ある時突然会社を休む。だから、新型うつタイプを除き、落ち込み期の症状は、周囲には見えないことが多い。しかしいったん治療や休養をした後の長いリハビリ期は、社会でどうしても目立ってくる。

もう一つ、リハビリ期が注目される要素がある。

それは、リハビリ期は、治りかけ。本人も周囲も、楽観しているということだ。

リハビリ期に、うつの悪化が生じやすいということだ。ところが、実は、「日常生活はできるが、少し不安なことがあったり、少し活動しすぎると、非常につらくなる」という状態、つまり第2段階がかなり長く（半年〜1年間ほど）続くのだ。

問題は、その状態で、社会に出なければならないことだ。もし、数年間ほど、安心して、しっかり休養できるのなら、うつ状態もそれほどつらくはない。しかし現実には、会社の病気休暇や休職期間は限られるし、職を失う恐怖や、給料がなくなる不安がある。だから、数カ月で職場復帰するのが普通だ。

すると、多くの職場で、リハビリ期の人を抱えることになる。しかも、ほんの些細《ささい》なきっかけで、突然状態が悪くなったり、自殺未遂などに至ることもある。

本人も周囲も、このムラに翻弄される。

(2) 自分に合ったムラ対策を

ムラを防ぐ自衛隊の「業務予定表」

1、2章で説明したムリとムダを少なくすれば、ムラは必然的に小さくなる。

ムラには、本人のやる気が足りないパターン1と、エネルギー低下によるパターン2があることを説明した。

ところが、現実には、パターン1も、多くの場合パターン2、つまりエネルギー低下の影響を受けている。

人は、エネルギーがある時は、意志の力で動くことができる。しかし、少しエネルギーが低下すると、意志の力より、無意識の力が優位になり、やらなきゃならないのに、続かないという状態に陥る。

だから、ムラが生じた時は、説教をするより、休憩させたほうが、やる気が復活することが多いのだ。

このように、ムリやムダ、ムラを予防するには、人を動物としてみて、エネルギーをコントロールするという視点を習得する必要がある。

それに役立つのが、スケジュール管理の工夫である。

自衛隊では、スケジュールのことを「業務予定表」と言っている。

現職の自衛官でも、業務予定表は、単に業務を効率的に配列するためのツールであると思っている者も多い。

ところが本来、業務予定表は、戦いのために工夫されたものだ。

戦闘では、精神や肉体を極限まで使う。弾薬や医薬品を使い果たすこともあるし、車両などが故障することもある。疲労回復や補給・整備などに、必ず時間を取らなければならないのだ。その時間を取らずに戦闘を継続すると、戦闘力は著しく低下するだろう。

つまり、業務予定表は、部隊という生き物が、消耗した体力を復活させるための、「休息管理計画」であると言い換えてもいい。

ポイントは、業務を並べたスケジュール表の中に、疲労回復の時間を〝あらかじめ〟確保しておくことだ。

その場で、場当たり的に休むというのでは、その時の疲労感に左右されてしまう。これまで説明してきたように、疲労感は放射能のように、「感じられないもの」だ。だから、現場での判断では、どうしても休みを取り逃しがちになる。それより、目の前の作業を少しでも進めて、不安を減らそうとしてしまうのだ。

しかしそれでは、長期戦は戦えない。

休むべき時期が来たら、クールに「仕事として」休息しなければならないのだ。

勝つことが使命のプロ野球でも、消耗しやすい投手には、ローテーションが組まれる。つまり、回復時間が組み込まれているのだ。

休息を計画し記録する

業務予定表は、作っただけで満足してはいけない。自分の行動を記録し、それに合わせて、修正していかなければならない。

実際には、休みを取るべき時にどうしても、緊急対処しなければならない事態に遭遇することもあるだろう。対処が終わった後、休みを取るタイミングを逃し、また日常の業務が始まってしまいがちだ。業務が始まると、なんとなく〝頑張るスイッチ〟が入り、自分が疲れていることを忘れてしまう。

しっかり業務予定表を作り、日々の活動や休息の状況を記録していれば、自分が休むべき時に休んでいないことを自覚できる。感知しにくい疲労を視覚的に意識することができるのだ。

栄養管理でも、1日のカロリーや必要な栄養素を厳密に計算して、1日1日をしっかり管理しすぎると、疲れてしまい、結局続かない。しかし、1週間で帳尻を合わせる栄養管理なら、続きやすいという。どうしても食べすぎることもあるだろう。それを許して、しかし無視はせず、フォローできるときにフォローする。この発想が行動を変えるときのコツの一つだが、前提は、「記録しておく」ということなのだ。

業務予定表は、疲労を無視せずに、あらかじめ疲労回復を織り込んだスケジュールを組める。そしてそれを、修正しながら使うことで、休憩の取り損ねを防止できる。

読者の皆さんは、月単位のスケジュールで管理すればいいだろう。

人は、平均的に7日に1日は、しっかり休む必要がある。どの国でも、7日に1日から

2日は休むようなカレンダーを持っている。これを基準として、後は柔軟に、休息時間を確保する習慣を身に付けてほしい。

また、一つ気をつけておいてほしいのは、休日の行動も、疲労という観点で言うと、仕事と同じ、あるいはそれ以上のエネルギーを消耗することもある、ということだ。外見だけの「休日」ではなく、しっかり本当の休憩がとれるように、意識してほしい。

最近の自衛隊は、忙しさが増している。それに本格的な戦闘を経験した隊員もいない。だから、業務予定表に隙間があると、すぐ何らかの行事を入れたがる。

我々自衛官も、本当に活動を効率的にして国を守るためには、しっかりと業務予定表の本来の目的を思い出して、活動していかなければならないだろう。

「予備」の発想

自衛隊の常識から、「ムリ」「ムラ」の対策に役立つヒントをもう一つお伝えしよう。それは、「予備を持つ」という発想だ。

スケジュールにせよ、人数にせよ、ぎりぎりの状態でやっていると、少し状況に変化が訪れた時、簡単にムリの状態に陥る。

特に、戦闘とは、先の読めないもの。だから、人も時間も、機材や物資にも、余裕を持った計画を立てなければならない。

ただ、大きすぎる予備は、「ムダ」につながる。

どれぐらいが適当なのだろう。

軍隊では、3分の1から4分の1が予備、と相場が決まっている。

例えば、4個中隊を指揮する大隊長は、3個中隊を並べて防御し、1個中隊は、不測事態への対処として「予備」という任務を与える。

逆に言えば、10の力があっても、7か8の行動しかとらないという事だ。

戦闘機のエンジンが、4発ある時、通常飛行は、2発分で行うという。あとは、エンジンが故障した時のため、つまり予備だ。

大砲にも、最大発射速度と持続発射速度というものが決められている。例えば1分間に何発撃てるかという尺度で示される最大発射速度は、一番早く撃てるスピードだ。これに対し、持続発射速度は、文字通り、持続的に射撃できるスピード。

最大発射速度では、一時的にはそのスピードで撃てるが、じきに砲身（大砲の筒）が壊れてしまう。

持続発射速度は、最大発射速度のおよそ4分の3のスピード。つまり残りの4分の1は、その大砲の予備の能力なのだ。

戦争は特別で、予備を取りすぎなのではないか、と思う人のために、スポーツで考えてみよう。

例えば、高校野球。ベンチ入りは、18人だが、実際にグラウンドに出ているのは、9人だ。半分は予備。

サッカーは、約20名がベンチに入り、11名がプレーする。これまた予備は半分。

バレーも14人のベンチに対し、コートに入るのは6人だ。

本当に戦おうとするなら、予備は確保しておかなければならない。

1年物のストレスと10年物のストレス

業務予定表と予備の発想を生かし、具体的に自分のエネルギー管理をするためのツールを紹介しよう。

「ストレス見積もり表」と呼んでいる。

まず、自分のストレスの蓄積状況を具体的にイメージするために、ストレスのコップを想定してほしい（図10）。

私はストレスを三つに区分して考えている。

一つは、10年物のストレス。

これは、老化だとか病気だとか、厳しい環境での生活など、あまり変えようのないもの。しかし、それでエネルギーを奪われていることは事実で、目を背けるわけにはいかない。例えば、糖尿病を患っている人は、普通の人より日々の生活に多くの苦労をしているはずだ。

10年物は、長期間かかって蓄積し、これからも変化が見込めないので10年物と呼んでいる。

次の層は、1年物。

これは主に蓄積疲労だ。本人は気がつかなくても、活動していれば疲労は溜まってくる。表1（40ページ）のライフイベントのストレス表を思い出してほしい。日常的な出来事による疲労が、その後の心身の健康に大きな影響を与える。この蓄積疲労が、知らず知らずの間にストレスコップの中段を増加させていくのだ。

その上の層は、3カ月物と呼んでいる。

図10　ストレスのコップ

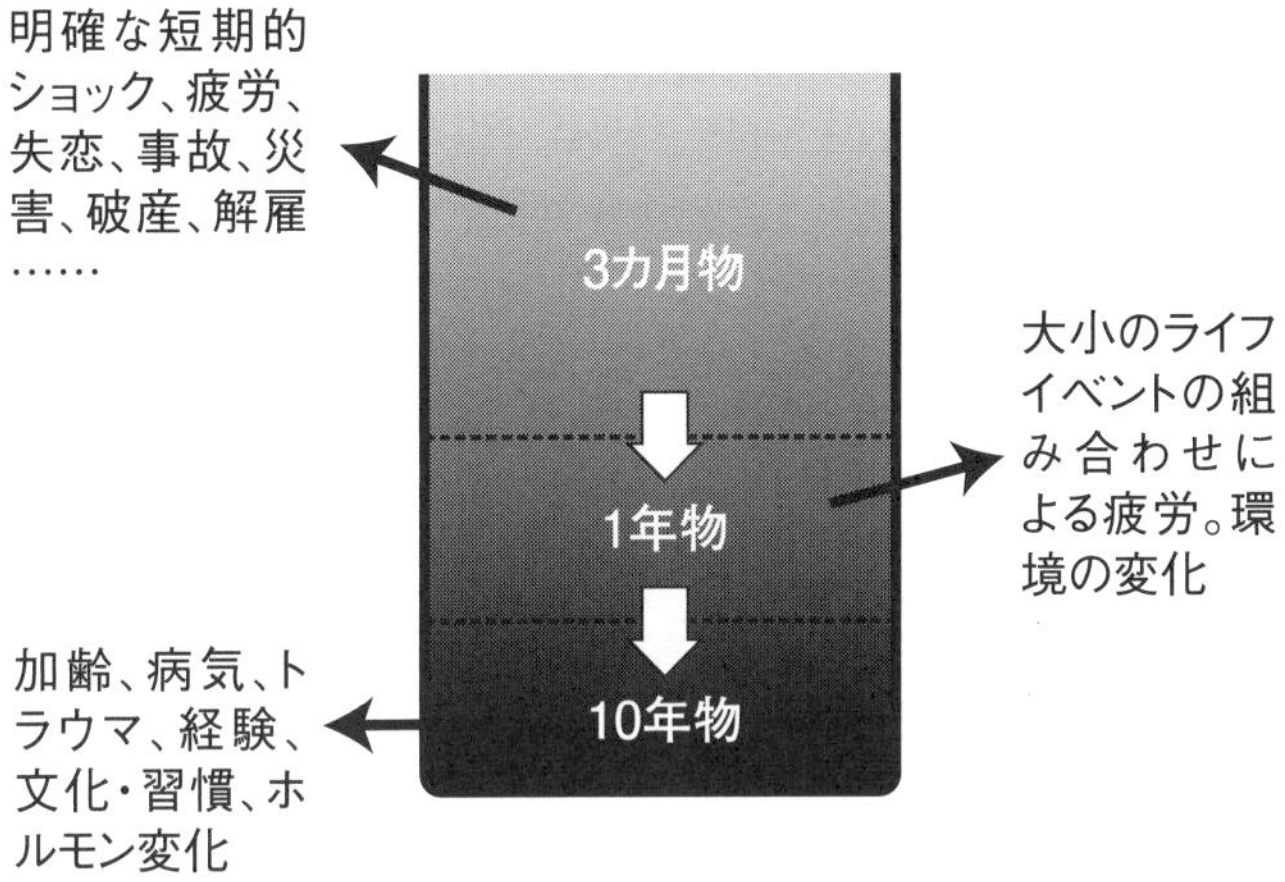

最近のトラブルだ。友人との人間関係、仕事がうまくいかないこと、失恋、試験のプレッシャー、出張の疲れなどなど。

3カ月物のストレスの大きな成分は、「不快感情」だ。不安、恐怖、怒り、不満、不公平感、自信の低下、自責感、悲しさ、寂しさなど。

3カ月物は、それが続くと次第に1年物の層に降りてくる。不快感情によって疲労が蓄積されてくるからだ。

さらに、その状態が数年続くと、それが「生きにくい性格」になり、10年物に変わっていく。

溜まったストレスコップの水を減らすには、3カ月物なら、コップを左右に振

図11 1年物を減らすにはコップを横にする(休養する)

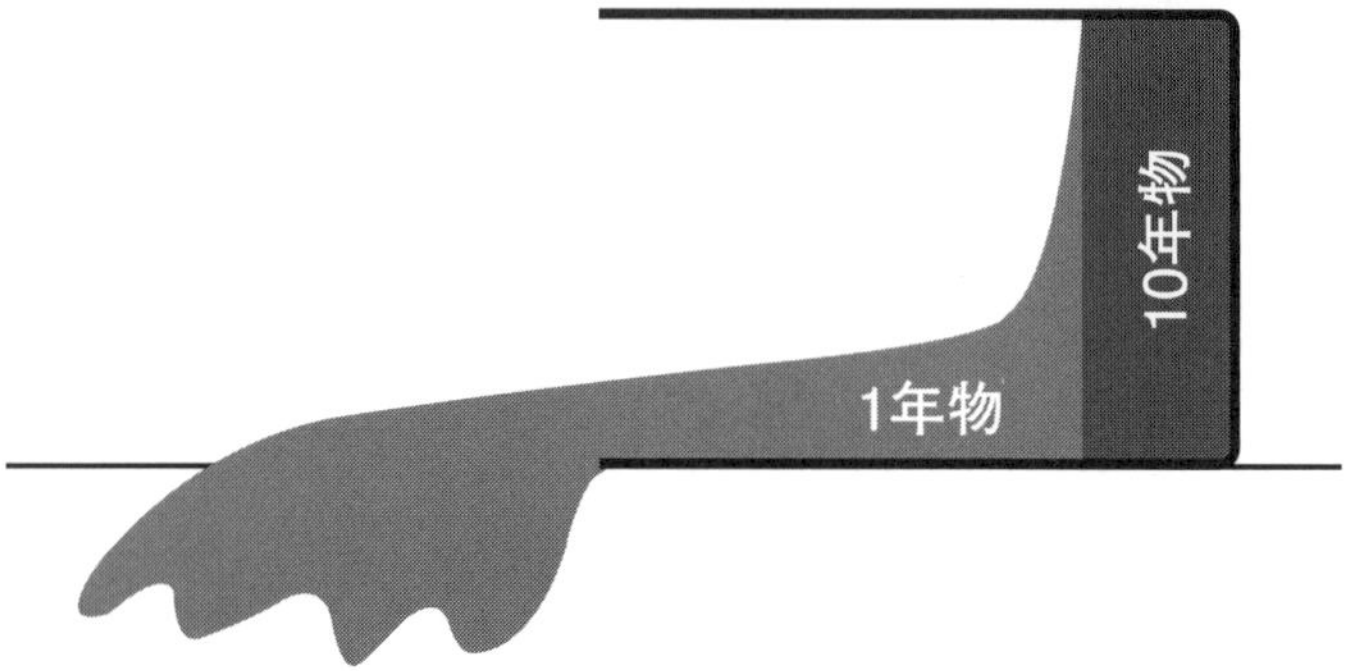

ったり掻《か》き出したりすればいい。考え方を変えたり、問題を解決することで、一気に水を減らせる。発散系のストレス解消法も効果的だ。

ところが、1年物になると、ヘドロのように半固体化しているので、容易には掻き出せない。これを減らすためには、**図**11のように、コップを横にするしかない。つまり休養だ。それでもすぐには流れ出さず、しっかり流れるまで、1年はかかる。

10年物は、コンクリートのようになっているので、通常変えられない。これは、上手につき合っていく必要がある。10年物で、コップの大半が埋まっている場合ほど、残っている部分に入れるストレスの量をよくコントロールしていかなければならない。

ストレス見積もり表をつくる

ストレスのコップがイメージできたらいよいよストレス見積もり表の作成だ。

第1作業

初めに、今の時点ですでに、どれぐらいのストレス（疲労）が蓄積しているかを考えなければならない。正確に測る指標はないが、溜まっている、溜まっていない、少し溜まっているぐらいの大まかな把握は有効だろう。

ライフイベントの表の点数を活用するために、次のように計算してほしい。

まずは10年物。年齢をそのまま基本点数とし、トラウマや持病などの有無で増減すればいい。例えば、30歳なら、30点。50歳で、糖尿病を患っているなら、50＋30（自分の感覚で決めていい）で、80点。60歳でも、周囲に比べて元気に過ごせているなら、50点でもかまわない。

次は1年物。昨年（これまでの約1年間）を振り返ってみて、先に紹介したライフイベント表を基に計算した点数で、自分のストレスバケツが、どれぐらい埋まっているかを想像してみよう。

これも、厳密に計算する必要はない。

ライフイベントの表自体は、10年物とか、1年物、3カ月物の区別をしているわけではないし、細かい点数がそれほど特別な意味を持つわけでもない。そこで、後の作業とのバランスとこれまで使ってみた感覚で、私たちは、次のように大雑把な数字に置き換えて使用している。

実際に計算したライフイベント表の計算が、150点以下なら、1年物の疲労は「40点」。150~300点なら「120点」、300以上なら「200点」と置き換える。あとは個人的に多少加減する。これも、感覚的な修正で問題ない。

10年物と1年物をカウントする作業は、自分の今の状態を大雑把でも把握しようとするものだ。厳密さを求めて、悩むことのないように注意してほしい（どうしてもそれが気になって作業が進められないようなら、すでにムリが来て、思考が固くなっているのかもしれない……）。

第2作業

次に今年の仕事のスケジュールを展開してみる。

仕事の負担感は、ライフイベントのストレス表を参考にして、自分の仕事の点数を決める。これまた大雑把なものだ。自分の感覚で、ざっくりと決めればいい。

そして、それぞれの行事ごとに、その行事に伴う疲労の解消期間を設定する。

そして、半月を一つの単位でストレスの点数をつけていく。

もちろん数日単位で、仕事のピークや暇な時があるだろうが、その感覚は不快感情で左右されていることが多い。ここでは疲労を主に考えるため、日単位の計算ではなく、半月単位の大まかな計算をする。

ライフイベントの表の点数が、イベントの期間続くと単純に計算してほしい（イベントの期間が半月以内、例えば、3日間だけハードな仕事がある時なら、前後の緊張もカウントすることにして、その半月にはハードな仕事の点数をつける）。

また、ある仕事や行事が終了したら、精神的には楽になったとしても、疲労は急にはなくならない。イベント終了後ある程度の時間をかけて漸《よう》く《や》解消できるのだ。その解消までの期間を、蓄積疲労としてカウントしなければならない。疲労解消にかかる時間は、イベントの2分の1から3分の1ぐらいと思っておけばいいだろう。準備を含めて忙しくなった時期が3カ月なら、1カ月。1カ月なら、半月程度を設定する。それぞれの行事ごとに、自分の判断で期間を増減する。

第3作業

さらに、私的な出来事の仕事量を同じようにスケジュール上に展開する。蓄積疲労の解消までの期間も忘れずにカウントする。

第4作業

第1作業から第3作業までのすべての疲労を足し、ストレスの総量を把握する。もしコップがあふれそうな期間があれば、次のような工夫をする。

イベントを分散する

期間をずらせそうな出来事がある場合、ずらす。

各イベントでできるだけ疲労を溜めない工夫をする

イベントでの役割や行動をムリのないように調整する。

回復期を設定する

集中してしまったら、回復のための期間を設定し、そこには行事を入れない。

ストレス見積もり表で、年単位でムラを防ぐ

ストレス見積もり表の活用例を紹介しよう。

Aさんは、40歳。中堅の電機メーカーの販売主任をやっている。

まず、年齢を10年物としてカウントした。40歳なので、40点。

次に、1年物の計算。昨年を振り返ってみる。

昨年は、実父ががんになり、手術をした（ライフイベント表の家族の病気・けが44点）。

その後、父を引き取り同居を始めた（家族の増加39点）、介護も始まったが、ライフイベントには点数がなかったので、おおよそ30点ぐらいと判断した。

職場では、少し上司と不仲になった時期があった（上司とトラブル23点）。

その他は、比較的順調な1年だったので、合計は、１３６点。ストレス見積もりの1年物の定数としては、１２０点を計上した。

次に今年の予定を展開していく。

1月から2月にかけては、決算のための資料作成等で、いつも大変忙しくなる。ライフイベントのストレス表の点数のレベルで考えてみると、60点ほどはあるような気がした。

6月の上旬にはフェアがあり、これも出店調整に相当の手間と調整が必要で、かなりのプレッシャーとなる。20点。

8月には、おそらく配置転換があり、引っ越しをする予定だ。

父親を引き取ったため、病院に近く、もう少し広い住居に引っ越しをする予定。職場も病院の近くの支店を希望したところ、8月の異動時期に移動させてくれるように会社が取り計らってくれたのだ。

配置転換は、50点。引っ越しもかなり体力を使うので、30点。

図12 ストレス見積もり表

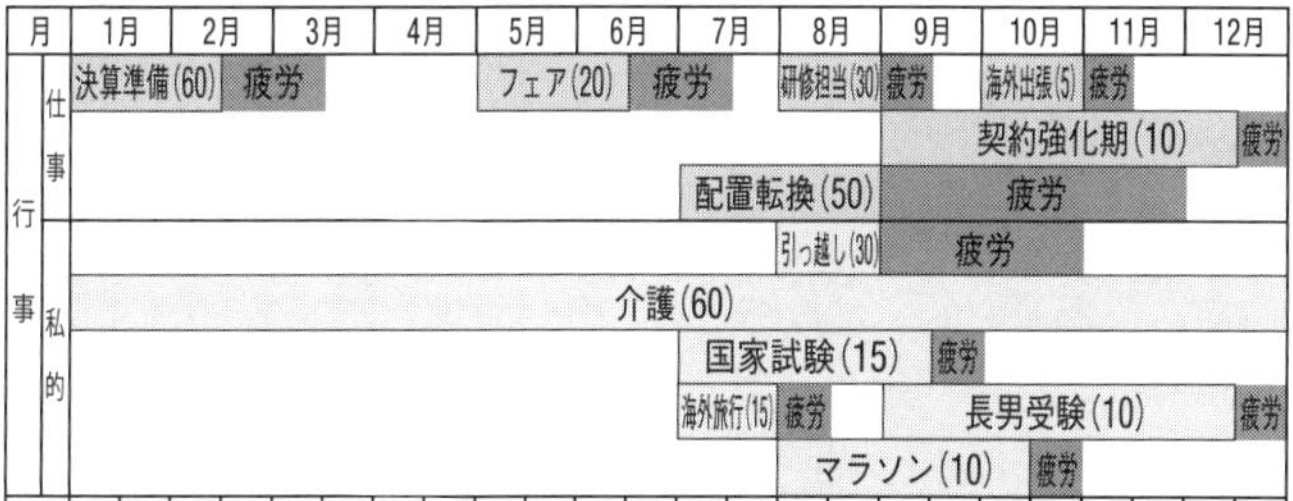

1年物	120	120	120	120	120	120	120	120	120	120	120	120	120	120	120	120	120	120	120	120	120	120	120	120
10年物	40	40	40	40	40	40	40	40	40	40	40	40	40	40	40	40	40	40	40	40	40	40	40	40
総合	280	280	280	280	280	220	220	220	240	240	240	240	320	300	370	355	375	345	335	335	295	290	240	240

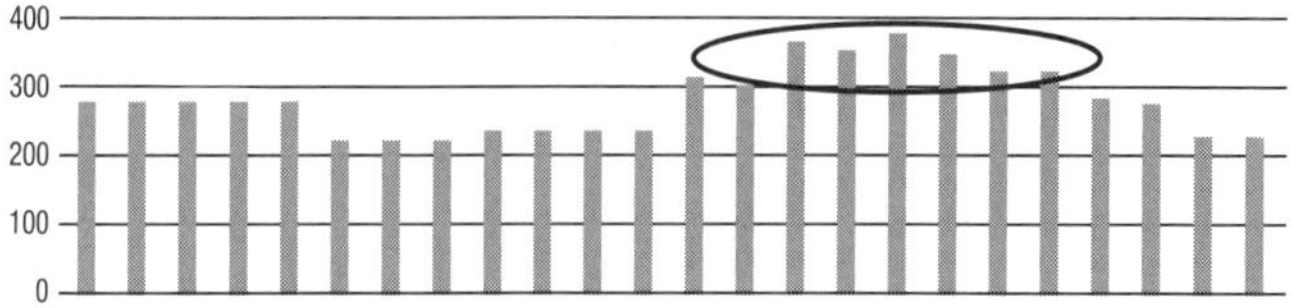

8月には、毎年担当している研修を企画しなければならない（30点）。また9月以降は、契約強化期間に入る。慣れているとはいえ、ノルマはいつもプレッシャーだ（10点）。ちょうどその間、10月ごろに、海外の子会社への出張が命じられるかもしれない（5点）。

私的には、結婚15年目の記念に、7月に海外旅行をすることを妻と約束してある（15点）。9月には、昨年失敗した国家試験への再チャレンジだ（15点）。また、10月のマラソン大会にも出場したいと考えている（10点）。

9月以降は、中学3年の子供の高校

入試のために、学校見学会に行かなければならない。かなり、週末が忙しくなると同僚から聞いている（10点）。

これらの予定をスケジュール表に線を引き、さらに「その後の疲労」についても、イベントごとに、付加した。

半月ごとに、イベントの点数を出し、10年物、1年物と合わせ、総合点数を計算した。

それをグラフにしてみる（前ページ図12）。

7月前半から10月後半まで、ストレスが300点を超える時期があることがわかった。

次は、対策を考察する。

まず、調整できるイベントを調整する。

この時期、点数が大きいのは、配置転換と引っ越しだ。しかし、これはどうにもならない。

疲労を溜めないように、6月から少しずつ準備をしていくことを、家族で決めた。

7月の海外旅行も、介護で疲れている妻が、昨年から楽しみにしていたイベント。しかし、何も、7月でなくてもいい。4月なら、フェアの前だし、休みも取れるかもしれない。妻と相談し、4月に行くように変更した。

さらに、10月のマラソンは、専務に誘われたものではあったが、引っ越しのことを打ち明けて、今年はパスしようと決心した。

このように、自分のストレス（特に蓄積疲労）の状態を可視化することで、対処するべき時期を知り、対応策を考察することができる。ストレス見積もりによって、事前に危険を避けることができるのだ。

ストレスを軽減する「昨日の振り返り」エクササイズ

ストレス見積もりによって、行事をコントロールし、過大なストレスを予防することができる。

しかし、同じ日常でも、ストレスを溜めやすい人と、そうでない人がいる。

そこで、できれば日々のストレスを溜めにくい体質を作りたいものだ。

そんな訓練メニューを開発中だ。S－G・i m（Samurai's group and individual mental training）と呼んでいる。

S－G・i m は、ストレッチ（動作法）、呼吸法、イメージ操作法、視点操作法、対人関係技法の5本柱で構成される、日本人の特性に応じた訓練だ。

たとえば、ストレッチ（動作法）や呼吸法。私たちはある刺激に対して、体を緊張させ、呼吸が浅くなる。

すると、それだけでエネルギーを消費し、回復のための酸素も取り込めない。

そこで、意識的に脱力する訓練や、姿勢を良くして不必要な力を使わずに過ごす方法、楽な呼吸をする訓練などを行っている。

もちろん、前提として、基本的な生活習慣や、適度な運動が大切なことは言うまでもない。モチベーション維持の基本は、体調管理だ。早寝早起き、睡眠はマストとして教えている。

ここでは、視点操作法の中の「昨日の振り返り」というエクササイズを紹介しよう。

昨日の振り返りは、文字通り昨日を振り返ってもらうエクササイズだ。

S－Gimは、グループでやることを前提としているので、3人組を作ってもらって、この「昨日の振り返り」を行う。

1人が、昨日を振り返り、良かったことを三つ、悪かったことを一つ、その改善策を一つ発表し、残りの2人が、それについての感想を述べるというエクササイズだ。

良かったことを述べるたび、３人全員で拍手する。悪かったことの発表の際は、残りの2人はうなずく。改善策では、また3人で拍手する。感想は、相手が元気が出るようなコメントを出すように工夫する。

１人2分、３人で6分で終わるように、練習する。

最近は職場などで、自分のことを話す機会が少なくなった。このような機会を人為的に作ると、その人の価値観や行動が見えてくる。すると、コミュニケーションがとりやすくなり、ムリ・ムダ・ムラが生じた時も、早めに対処することが可能になる。

コメントするときも、相手の言葉に応じて、相手の気持ちを察しながら声をかけるので、他者支援の練習にもなる。

また、「自分の良かったこと」というプライベートなことを話して、それに拍手してもらうことなど、大人になってからあっただろうか。最初は気恥ずかしくても、やっているうちに、どんどん盛り上がってくる。自分に対する「第3の自信（仲間から受け入れられる）」を強化できるからだ。

さてこのように、昨日の振り返りには様々な工夫が隠れているが、最も重要なのは、「良い事を三つ、悪い事を一つ、改善策を一つ」という配分だ。そこにこのエクササイズの最大の秘密がある。

まずは、良い事を三つ、悪い事を一つ、というバランス。

これは、大きく見ると「ナナサンバランス」なのだ。

ナナサンバランスには、ムリのところで紹介した、「7〜3バランス」があった。これは、目標の持ち方のヒントだった。

そしてここでは、同じナナサンでも、「7：3バランス」の登場だ。

「満足7：不満3」での現状評価

今度の7：3は、現状評価。つまり現状のとらえ方を、「満足7：不満3」のバランスにしておくという知恵だ。

通常我々は、現状をマイナスで見る癖がある。

例えば、今勤める会社の問題点は山ほど言えるだろう。ところが、「良いところは？」と聞くと、すぐには出てこないのだ。家族への不満や愚痴は、いくつも出てくるが、家族の良いところと言われると、三つから四つで、終わってしまう。

　これまた動物としての人の特性が影響している。過酷な環境の中で、気温が高いとか、空気が悪いとか、体がチクチクするとか、痛いなどという不快刺激は、放っておくと命の危険がある。そんな危険な刺激は、忘れてはいけないので、常に意識される。

　一方、気温が心地よい、とか、空気がおいしい、かゆくない、痛くない等という刺激は、何か対処する必要はないので、知覚したらすぐに忘れてもいい刺激だ。だから、我々は心地よさにはあっという間に慣れてしまう。

　つまり、もともと人間は、不快を多く認識し、快はすぐに忘れる傾向にあるのだ。

　自分の過去を振り返る時、嫌なこと、ダメだったことがまず思い浮かぶ。そのままだと、「昨日」は、本当に嫌な日として、あなたの人生のページに記憶されてしまう。

　1日ぐらいそう感じても、大したことないと思うかもしれない。しかし、そのような昨日に対するネガティブな評価は、次の日も、次の日も続くのだ。人生とは結局、昨日の連続で、未来は過去の延長としてイメージされる。

　結果として、いつも自分の人生に不満と不安を持つようになってしまう。

　そこで、意識して昨日をポジティブに見つめ直すのだ。

昨日は、嫌なこともあった。しかし、思い出してみると、良い事もあったのだ。些細なことでいい。例えば、夕食に好きな芋きんとんが出た。電車の乗り換えがスムーズだった。かっこいいスポーツカーを見た。仕事は思ったより早く終わった。彼女から電話があった。仕事のキャンセルがあり来週のスケジュールに余裕ができた。いつもは無愛想な娘が、返事をした。などなど。

そんなつつましやかな「良い所」を三つ、見つけて発表する。

しかし、もしこれだけだと「でも、悪い事もあった、それを無視しているのは、嘘っぽい」と感じてしまうだろう。

そこで、悪いところも一つだけ挙げる。

たくさんあるだろうが、一つだけだ。

良いところ三つに、悪いところ一つ。正確ではないが、7：3バランスだ。

自分の行動評価も「7：3バランス」で行う

現状評価は、周囲の環境や他人の行動などについての感じ方だ。

これに対し、行動評価とは、「自分のパフォーマンス」の自己評価のことだ。つまり、何かの目標に向かって行動するとき、自分がどれほどうまくやっているか、という評価。これも7：3バランスで行う。

行動評価は、始めは、7〜3のほうを使っていた。つまり、うまく行く時もある、悪い時もある。だから、評価は7〜3の間にしておけばいいと思ったのだ。

しかし、多くの人といろいろ試しているうちに、結局、目標の〝設定〟は「7〜3バランス」で行えばいいが、行動についての〝評価〟は「うまくいっている部分：7、改善すべきところ：3」に〝固定〟したほうが、むしろ、都合と気分がいいという事がわかったのだ。

現実は、見方によってどうにでもなる。

このエクササイズを始めたころ、「今日は大失敗したから、本当は0：10で、全くダメだったんですけど、7〜3の原則で、良い所3、悪い所7です」と発表した人がいた。

周囲が、良い所を聞くと、どんどん出てくる。本人が気がつかなくても、周囲がいろんな視点を出してくれた。すると、本人も、だんだん割合を修正し、結局良い所7：悪い所3に持ってこられたのだ。

だったらもういっそのこと、評価バランスは最初から7：3に固定して、その方向で見る（見つける、理由を考える）訓練としようという事になったのだ。

何かを目指して頑張っているとき、上手くいくことも、そうでない時もあるだろう。

でも、評価はいつも7：3にしておくのだ。

たとえうまくいったからといって、9：1で満足してはダメだ。成長への努力が小さくなる。

逆に、例えば4：6なら、「もっと頑張らなければ……」とは思うが、一方で「自分には才能がないのかも」とか「どうせ次も上手くいかないかも」と考えやすい。結果的に、モチベーションが下がってしまうかもしれない。

やはり、7：3の状態、これがモチベーション維持の、絶妙バランスなのだ。

モチベーション維持には、「昨日の振り返り」のもう一つのステップも効果がある。

それは、「改善策」を一つ挙げるという作業。

悪いところを、それだけで終わらせて記憶にしまうと、単なるネガティブな記憶になってしまう。

必ず、対策までセットにして、記憶にしまうべきなのだ。

ここでの「対策」は、万全でなくてもいい。記憶の中に、何とかしよう、何とかできるという意識を込めるのだ。

この時、対策が多すぎると、また逆に負担感が募る。次やるときは、一つだけを注意してやってみる。一つ一つ前進していくぞ、という継続的なモチベーションを持つためにも、改善策を一つ、発表するのがいいのだ。

昨日の振り返りは、グループでやるのがもっとも効果的だが、1人でやってもよい。夜寝る前、電車での帰宅時あるいは朝の出勤、朝夕のトイレの時間、ほんの1分でいい。昨日（今日）の良い所三つ、悪いところ一つ。改善策。という振り返りをすることを、習慣にするといいだろう。

1人でやるときは、ノートか何かに、日記代わりにメモしておくと、あとで読み返しても、幸せな気分になれる。

この「昨日の振り返り」や周囲の現状や自分の行動に対する「7：3バランスでの評価」は、ムラの改善に大きな効果を発揮するはずだ。人生や仕事には良い時も悪い時もある。それに一喜一憂して、過剰に喜んだり、逆に落ち込みすぎると、結局「感情のムダ遣い」となり、その分エネルギーを消費し（ムリの蓄積）、パフォーマンスのムラへとつながる。

周りや自分の行動についての「評価のムラ」を是正して安定した評価をすることが心の安定となり、日々のムラを軽減させるのだ。

一方、「目標の7〜3バランス」は頑張りすぎてムリをしやすい人に特に意識して欲しい。適切な目標設定によって、少しずつムリなく変わっていけるはずだ。これまで何度か述べてきたように、紹介した方法をそのまま取り入れる必要はなく、性格や必要性に応じて柔軟にアレンジして、自分にフィットする方法を見つけ出してほしい。

また、部下への評価や指導も、この7：3バランスで行うと、部下のモチベーションを上げる事ができるはずだ。

重症のムラは医療の力を借りる

重症のムリと同じように、重症のムラは、医療の力を借りる必要があるだろう。

自分では、どうしようもない気分の波、集中力の波、元気の波が生じる病気があるのだ。薬の力で、それをコントロールすることができる。「躁《そう》うつ病」や薬物等の依存症の場合は、精神科。ホルモンの異常の場合は、婦人科にかかるといいだろう。

問題は、どの程度のムラから医療の力を借りればいいかの判断が難しいことだ。

重症の「ムリ」なら、休ませたり受診したりするという対処が、本人にも、周囲にも納得しやすい。

ところが、「ムラ」は、活動できる時もあるのだ。躁うつ病のように、周囲を困らせるような過剰活動（大金を遣う、異性関係が乱れる、暴力的になる、むやみに訴訟を起こす、寝ずに活動を続ける等）の場合は、医療の力を借りるしかないし、そうするのに（本人以外は）抵抗も少ない。

しかし、ただ元気、ただ快活、少々トラブルを起こすが、話せば何とか理解できる、しばらくすると落ち込んで休みがちになる、という程度のムラの時は、本人にも、周囲にも「医療で何とかしなければならない」という問題には見えない。

一生懸命、本人の性格を直そうとしたり、意識改革を図ろうとする。

また、仮に医療機関を受診しても、薬もあまり効かず、本人の性格のせいにされてしまうこともある。

このようなムラへの最初の処方箋は、ムリへの対処と同じように、エネルギーを回復させてあげること、つまり休養だ。

エネルギーが低下しているから、感情や気力をコントロールできなくなって、ムラが表面化しているのだ。現代のムラは、これが一番多い。しかも、対処としても、非常にシンプルなので、医療機関の受診や性格の修正より、まず、この休ませるという対処をして様子を見るべきだろう。

具体的には、数日から数週間、仕事を休ませる。仕事の量を減らす。苦手な人間関係から離してあげる。家庭の主婦なら、実家に帰してあげるとか、湯治《とうじ》に行かせるとか。ストレス源から距離を取りしばらく休養すると、エネルギーが回復し、感情をコントロールできるようになって帰ってくるケースは、案外多いものだ。

しかし、仕事を休むことに強い抵抗がある人も多い。

そういう人は、たとえ精神科を受診しても、医師の「休養してください」というアドバイスを聞かない。薬だけ飲んで、そのままやり過ごそうとしてしまう。

薬を飲めばある程度、不安や不眠に効果があるだろう。しかし第2段階にいるので、日常の仕事や刺激が、元気な時の2倍の強さ（疲労）で襲ってくるのは変わらない。

結局、薬を飲んで、一瞬は楽になっても、つらさはだんだんひどくなる。ムラの状態はどんどん悪化するのだ。

残念ながら、リーダーや教育者、医療関係者やカウンセラー、自衛官や警察官、消防士の中には、自分がメンタル不調になることを、恥じる人が多い。また、人を助ける仕事が多いので、休むことにも勇気がいる。特に医療関係者は、薬が手に入りやすいので、どうしても薬だけ飲んで、ごまかしていく人が多いようだ。

ムリ・ムダ・ムラを「病気」とみる前に、エネルギー低下とみてほしい。病気なら薬だろう。しかし、エネルギーの低下なら、休養や安静、刺激から遠ざかるなどの処置がどうしても必要なのだ。

カウンセラーに相談しても、ムリ・ムダ・ムラの状態がすぐ解消するわけではない。しかし、カウンセラーに相談することで、正しい対処に踏み切る勇気をもらうことはできる。

そういうつもりで、専門家に相談してみよう。

リハビリ期のムラは早すぎる復帰につながる

もともと気分に波があることが〝うつ〟と呼ばれる状態の一番の特徴だ。特にその治りかけ、リハビリ期には、ムラが大きくなりやすい。

ムラが大きいことの一番の問題は、早すぎる職場復帰をしてしまうことだ。

うつは、焦りと不安が強い。波（ムラ）があるので、調子のいい時は、「もう治った」

と思いやすい。周囲も「そうか、それはよかった」と自信をつけさせようとして、仕事を与える。職場に復帰してしまうのだ。

本人も、数日は緊張のスイッチが入り、元気なままでいられる。しかし、まだ疲労は完全に抜けていないので、すぐに調子を崩してしまう。本人は、それを周囲に言い出せず、ムリをしてしまう。結局うつに逆戻りをしてしまうのだ。

ただ後戻りするだけではない。この1回の後戻りで、うつ状態の「自責感」「自信の低下」という思考の偏りが刺激される。

つまり、「自分の我慢が足りなかったから、またうつ状態になったのだ」と間違った解釈をし、「自分のうつは、やはり治らないのかもしれない」と意欲をなくす。

これが強くなりすぎると、自殺の危険性も出てくる。

うつのリハビリ期では、このような不必要な後戻りをできるだけ、避けたいものだ。最近は、復職を支援してくれる機関や病院も増えてきた。復職は簡単なようで難しい。ぜひ、そのようなサービスを上手に活用してほしい。

体の声に従ってブレーキをかける

リハビリ期で、ムラに翻弄され職場復帰を焦ってしまうと、結局、せっかく解消してきた疲労を、また溜めてしまうことになる。それを何度も繰り返す人がいる。いつまでたっても、なかなか第2段階から抜け出せず、うつが長引いてしまうのだ。

そんな第2段階（蓄積疲労）にあまりにも長くいる（例えば3～5年ぐらい）と、ムラのある状態が普通になってしまう。

感情や元気さをコントロールすることを、自分自身であきらめてしまう感じだ。

そんな人は、仮に蓄積疲労が解消しても、感情をコントロールすることをしなくなる。

そういう人は、もう一度、気分のエンジンとブレーキを鍛えなおさなければならない。

コツは、本当に徐々に徐々に、活動を増やしていくことだ。数年ぐらいかけるつもりでいかなければならない。

長いこと引きこもっていた人が、社会復帰するようなものだ。

この鍛える作業は、実社会で行われる。だから本人にとっては、大変苦しい。

できれば、しっかりしたコーチについて、鍛えなおしの作業をしてほしい。

ムラのない作業をするためには、まずムリを避けなければならない。ムリで紹介したいくつかのヒントがそのまま役に立つはずだ。

ポイントは、心の負担感（つらさ）でブレーキをかけるより、頭と体でブレーキをかけることだ。

心は、蓄積疲労には麻痺《まひ》してしまい、つらさを感じられず、ついムリが進んでしまう。

そこで、まず頭で、自分の過労具合を推し量る。集中している時間や、自分が苦手な作業をやっている時間をコントロールする。

次は、体で、兆候を知ること。

疲れとは感じられなくても、肩の張り、目の重さ、吐き気など、よく観察すれば自分なりの疲労の兆候を発見できるものだ。

それを発見したら、それを強く感じるようにする。つまり、その苦しさを拡大するようにする。一見良くないように思えるが、これを意識していると、本当に、例えば、目がつらくて仕事をしたくなくなる。

これが、本来の姿なのだ。

疲労や体の苦痛で、ブレーキがかけられる。すると、まだ心は楽なまま、エネルギーコントロールができるようになる。それを目指すのだ。

実はこれは、アルコール依存の予防と同じメカニズムだ。単純な医学的な理屈からいえば、アルコール依存になりやすいのは、もちろんアルコールに弱い人だ。しかし実際は、そんな人は体が受け付けないので、普通に飲む限り、アルコール依存になるほどは飲めないという。だからむしろ、アルコール依存にはなりにくいのだ。

実は私も、うつ状態になったことがある。2001年、例の9・11があった年だ。ライフイベントが重なり、蓄積疲労が溜まっていた時に、急に本職が忙しくなった。幸い、周囲の理解に支えられて、1カ月で復職し、1年でほぼ元の自分に戻れた（詳しい内容は、拙著『人はどうして死にたがるのか』に記載してある。興味のある人は読んでほしい）。

うつを経験してから私は、体のサインを敏感に察知して、行動をコントロールしたり、体でブレーキをかけられるようになった。私の場合、吐き気、腰の痛み、不眠がムリのサインだ。体に従えば、心が崩れるほど、活動できない。

一見弱くなったように見えるかもしれないが、実は上手にブレーキをかけられるようになったのだ。

アクセルを踏むタイミング

ムラが長引いた人（重症のムラ）は、いったんしっかり休んで、それからもう一度エンジンをかけなければならない。

それは、かなり苦しい作業になる。リハビリ期の苦しさは、エンジンをかける苦しさでもある。

休んで、ある程度回復してくると、不安や疲労を感じられるようになる。麻痺していた感覚が戻るのだ。しかし、職場復帰で社会に出ようとすると、感覚が戻った分、不安やつらさを強く感じてしまう。

だから、アクセルがなかなか踏めない。怖いのだ。

そのつらさから、どうしても職場に復帰できない時もある。

そんな時、私たちカウンセラーは、勇気づける作業をする。

「頑張れ」はうつの人に禁句だという事はよく知られるようになってきた。しかし、頑張らなければならない時もある。そのつらさは、「訓練するつらさ」と考えてほしい。社会に復帰するために、訓練するのだ。

ポイントは、徐々に鍛えること。一気にアクセルを踏むと、すぐリバウンドが来る。ムラが始まる。

だから、本当に少しずつ、少しずつ刺激を増やしていくのだ。

たとえば、職場にいる時間。最初は2時間から始め、それを1週間ほど続ける。次は、半日をまた一週間。次は昼ご飯を食べて、2時間後に帰宅するパターンを1週間と、少しずつ伸ばしていく。もし、調子を崩すことがあれば、潔《いさぎよ》く数日休んで、また調子が戻ったら、その前のステージからやり始める。例えば、15時に帰るパターンでつまずいたら、12時で帰るパターンを1週間続けることから、やり直すのだ。これぐらいの慎重さがほしい。

もし、職場の人間関係が苦手なら、まず、比較的楽につき合える人、数名だけに会って帰る。それをこれまた1週間。次に、普通の感じで挨拶できる人にこちらから挨拶してみる。これも1週間。次は少し苦手な人に挨拶を1週間。そして、会議に出る、宴会に出る、商談に出る、と課題を徐々に難しいものにする。

もちろん、職場の規定や休暇の残り具合、周囲の協力の有無などの制約もあり、理想的にはいかないこともあるだろう。しかし、とにかく「徐々に」という事を忘れないでほしい。

軽症の場合、1カ月以上の休みはデメリットも

このエンジンの再起動は、本当になかなか難しく、手間のかかる訓練になる。

だから軽症のムリやムラなら、私は軽々に長期（1カ月以上）の休養を勧めない。

というのも、確かに休養はもっともエネルギーを回復できる基本の対処法だ。しかし長期休暇の後は、この職場復帰の苦しみが大きくなる。結局メリットとデメリットをトータルすると、デメリットのほうが大きくなることがあるのだ。

いずれにしても、ムラは、できるだけ早く卒業したい。

というのも、先にふれたように、ムラの期間が年単位で長引いたら、それはもう「性格」になるからだ。こまめに感情や気力をコントロールする癖がなくなってしまう。

かといって、ムラの状態を早く抜けようと、焦って早すぎる職場復帰をしてしまうと、逆に長引く。

うまくいくためのコツは、できるだけ「他人の力を借りること」だ。真面目な人ほど、1人で何とかしたいと思うかもしれない。しかし、ムラがあるという事は、いずれにしても、今は、上手にエネルギーをコントロールできない症状を持っているという事。

マラソンの初心者は、最初は飛ばし、すぐペースダウンしてしまうことが多い。自分の適切なペースがわからないのだ。

そういう時は、走り慣れた人についていくのがいい。ペースメーカーになってもらうのだ。持続できるスピードを覚えるまでは、他人の力を借りる。恥ずかしいことではない。知恵があるだけだ。

そんな、バランスを身に付けるのも、訓練だと思えばいい。

部下の「新型うつ」への対応

新型うつは、若者のエネルギー低下状態。疲れていてもすぐにある程度は元気になるので、ムラが激しい。周囲は、翻弄される。

そんなタイプへの対処のコツを紹介しよう。

本人は、必死でその状態から抜け出そうとしている。しかし本人がやっている行為、例えば、会社を休んでいるのにゲームセンターで遊んでいる、夜更かしをする、海外旅行に行く、ブログなどで組織の悪口を言う、などは、周囲に受け入れられない。性格が悪い、責任感がない、逃げている、組織を利用している、などと解釈され、余計に本人の立場を悪くしてしまっている。

本人は、周囲は自分のことをわかってくれず、自分を陥れよう、あるいは排除しようとしていると感じている。だから、必死で自分を守ろうとして、攻撃的になってしまうのだ。

そこで、本人に対しては、まず、本人が苦しいこと、本人なりの努力をしていることを認めてあげる必要がある。一度、ゆっくり本人の話を聞いてほしい。先入観なく、「きっと、苦しいんだ」という前提で聞いてみると、本人の行動がある程度は理解できるはずだ。

それができたら、「だったら、君の行動は君のためにならない。君の行為は、こう見える」と、説明し、「こうすれば、周囲の人の反感を買わず、逆に協力と理解を得られる」と教えてあげればいいのだ。

現代の若者は、一般的に、人と触れ合う経験が不足したまま社会に出てくる。配慮や遠慮や礼儀を知らず、空気を読む技術が未熟なのだ。そんな人が、たまたまエネルギー低下のうつ状態になると、必死の行動が極端になるので、目立ってしまう。それが、性格の悪い新型に見えるだけなのだ。

だから、突き放すのではなく、しっかり味方になってから、社会的なスキルを教えてあげてほしい。

同時に、不調の根本原因は、情報過多による感情疲労であること、活動型のストレス解消法は効果的ではなく、しっかり休むことが重要であることを、ぜひ教えてあげてほしい。

自衛隊の災害派遣――組織におけるムラ対策

組織こそ、コンスタントな業績を上げなければならない。しかし、組織の構成員は、人。人はどうしてもムラが出やすい。

組織として、急激に活動が活発になった後は、当然その多くの構成員に疲労によるペースダウンが生じ、それが組織の業績にも表れてくる。

2011年3月11日、東日本を襲った大地震に際し、自衛隊は総力を挙げて、災害派遣を行った。

派遣は、約半年続いた。

大変な勤務ではあったが、自衛隊員は国民のためにと、頑張った。それなりの結果も出し、何とか国民の負託に応えられたという実感も持てた。

ところが、個人としても組織としても、ムリをしていたことは否めない。

そこで、災害派遣が終了した後、多くの指揮官が頭を悩ませたのが、いかに、次に予測されるムラをなくすかという事だ。

我々は、国防を担っている。自衛隊が弱くなっている（疲れている）と、他国に「その隙に……」という邪心を起こさせてしまいかねない。

さらに、次の災害はいつ起こるかしれない。その時も100％の力を発揮しなければならない。

私は、指揮官に対し次のようなアドバイスをした。

組織のムラは「長径」に表れる

集中したイベントの後、ムラが生じる。個人の場合は、行動のペースにムラが出る。組織では、長径が伸びることに表れる。

長径が伸びるとは、どういう事だろう。

マラソンを思い出してほしい。最初は団子のように固まっているが、しばらく走ると、列になり、だんだんそれが伸びてくる。あれが、長径が伸びてくるという現象だ。

自衛隊では、訓練で行軍というものを行う。列を組んで長距離を歩く練習だ。たとえ車が行けないところでも、自衛隊は歩いて行って、救助などを行わなければならない。

図13 長径が伸びている

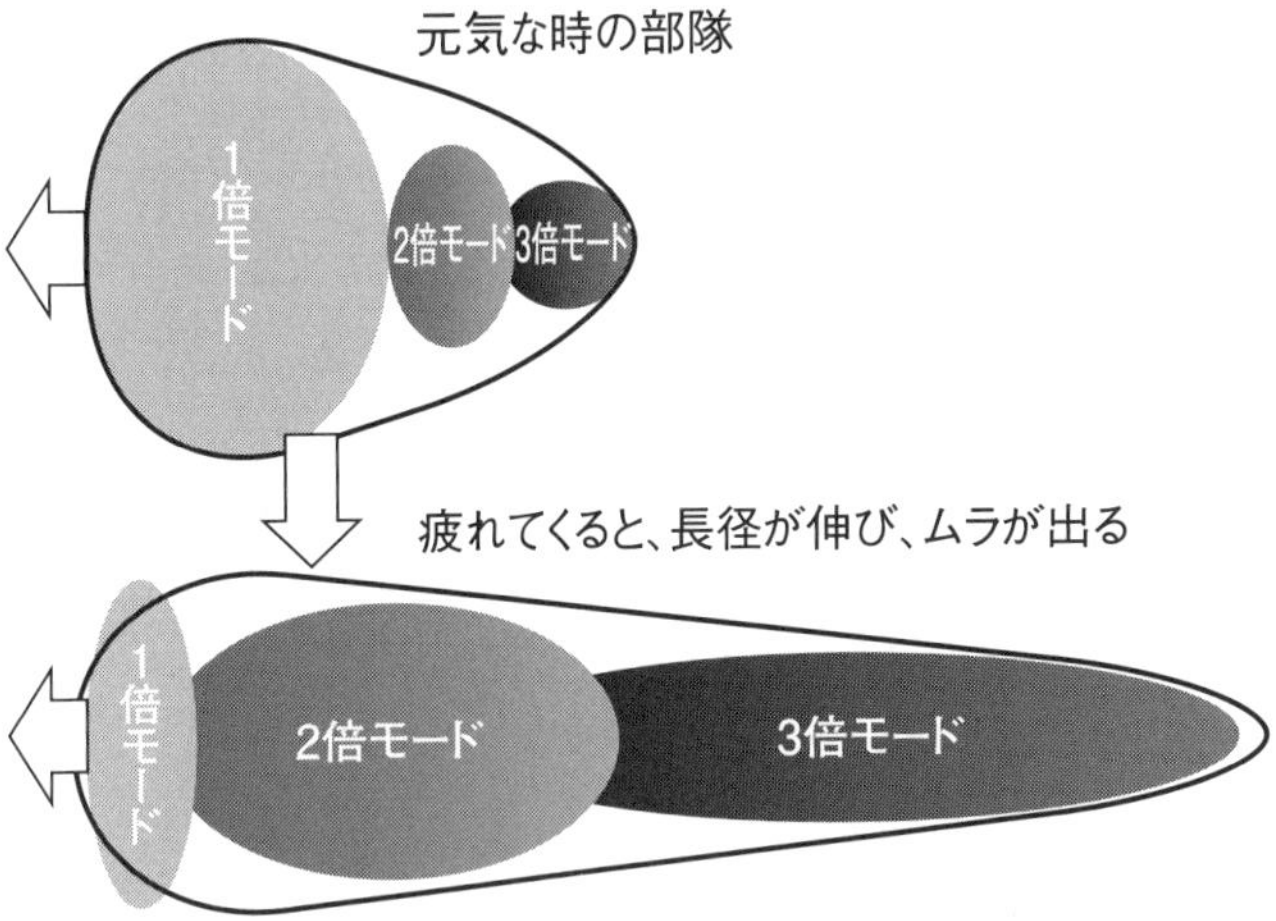

訓練は、一晩で50㎞ほどを、隊員それぞれが30～50kgの荷物を持って歩く場合が多い。当然、最初は元気だが、最後のほうはかなり疲れている。

疲れてくるとどうなるのだろう。図13のように、長径が伸びがちになる。訓練が行き届いている部隊では、短い長径を保ったまま行軍できるが、訓練不十分な場合、長径が伸びるのだ。

長径が伸びた部隊は、現場についてから活動を開始するまでに時間がかかるし、意思の伝達が難しく、急激な状況の変化にも対応しにくい。

例えば、それぞれの隊員の気力という視点で、いつもの部隊と震災後の部隊を比べてみよう。

一般的には、組織は、1倍モードの気力十分なグループ（約70％）と、少し疲れ気味の2倍モードグループ（20％）、気力が低下している3倍モードのグループ（10％）で構成されている。1倍モードが多いので、全体的には戦力が緊縮している。つまり長径は短く保たれている。

ところが、震災後の部隊は、長径が伸びていた。

一部の元気な人（1倍モード。もともと元気な人、今回の災害派遣でたまたま大きな負荷がかからなかった人など）は、震災前と同じように活動できる気力を持っているが、その人数はだいぶ減っている。

多くの人が2倍モードにおり、3倍モードもかなりの人数がいる。

さらに、2倍、3倍モードは、数が増えただけでなく、活動のペースダウンが激しくなっている。

非常に長径が伸びてしまっているのだ。

さて、このような時、往々にして、リーダーは、1倍モードにいる。責任感のスイッチが入っているからだ（ただし、そんな人の場合、疲労は1年後に表面化することがある）。

すると、震災前と同じように、責任を果たそうとする。

自分は、それほど疲れた感じがないし、自分の周り（1倍モードが多い）も、十分ついてきてくれている。

しかも、決してペースを上げているわけではない。以前の本来のペースで活動しているだけだ。

するとどうなるだろう。

2倍モードの人々は、リーダーの指示や方針は「間違えてはいない」ので、文句も言えず、ついていこうとする。まだ第2段階疲労なので、何とか気力でついていける。ところが、3倍モードの人は、さすがについていけない。しかも、自分を責めたり、自信を失いがちという偏ったうつ的な思考が生じているので、「自分がいると迷惑になる」、「こんな自分は組織の役に立てない」と考えてしまう。

結果、3倍モードの中から、多くの脱落者が出る可能性があるのだ。

東日本大震災の後の詳しいデータはまだ検証していないが、大震災、大災害の後、退職する警察官、消防士、自衛官が増えることが知られている。彼らの多くは、熟練の優秀な隊員だ。

指揮官が、ムラを避けていれば、防げた人材の損失だと感じる。

しっかりと大休止を取る――リーダーのペースの決め方

では、どうすればいいのだろう。

もしあなたが、ボーイスカウトのリーダーで、山登りをしている時、グループの長径が伸びたらどうするだろうか。

当然、先頭にストップをかけ、最後尾を追いつかせるだろう。

この時、やりがちなのが、最後尾が追いついたら、すぐスタートしてしまう事だ。先頭の元気な人は、十分休んでいるので、また勢いよく歩きはじめる。ところが最後尾の人は、ようやく追いついたばかり。ほとんど休憩もなく、歩きはじめることになる。すぐにまた、長径が開いてしまうだろう。

長径が伸びた時は、リーダーは、「遅すぎる」ぐらいのペースにしないと、全体の行動をコントロールしにくい事を覚えておいてほしい。

一番良いのは、しっかりと大休止を取ることだ。1時間の休憩を取れば、最後尾も追いつき、さらに休憩もできる。

震災の後、自衛隊の指揮官には、まず隊員をしっかり休ませることをお願いした。不眠不休で働いていたので、代休だけでも相当溜まっている。まずは、勤務が許せば1カ月ほど休ませることをお願いした。

我々の研究では、1カ月休むと、ほとんどの人が疲労感を解消できる。逆に1カ月以上の休暇になると、むしろ仕事をしていないことで、そわそわしたり、不安になったりすることが明らかになっている。

次に、3カ月ほどは部隊の大きなイベントを控え、それぞれの隊員が自分の個人的な戦闘力の向上（体力、格闘技術、個人の装具の使い方の訓練）を図る時間とすることをお願いした。

集団でやる作業は、どうしても集団のペースにあおられ、ムリしやすい。個人の訓練なら、何とか自分のペースを保ちやすいからだ。

ショックの後は喪に服する時間を

さらに、1年間は、「新しいイベント」、「目立ちやすいイベント」を避けて、慣れた業務を続けていくことを提案した。

これは、喪の考え方だ。

親しい人が亡くなると、我々は喪に服する。昭和天皇が崩御された時、日本中が喪に服したが、1年間は、歌舞音曲《かぶおんぎょく》が避けられた。

一般的にも、身内に不幸があった時、結婚や開店、海外旅行などを延期する。

これは、人が経験から学んだ知恵だと思っている。

ショックな出来事があると、感情が激しく動き、そのために精神的に疲労する。疲労した状態、つまり第2段階・第3段階レベルでは、集中力が欠けているため、新しい事をすると失敗しやすい。また、人目があるとプレッシャーがかかり、さらにムリを重ねて、その後が不幸になりやすい。そのことを避けるための教えなのだ。

震災後の自衛隊の部隊運営にも、その知恵を応用させていただいた。

新しいイベントを組むと、第2段階の人は、必死でやるがミスが出るだろう。目立ちやすいイベントは、第3段階の人には、大変苦しいだろう。

第2段階・第3段階の人が、第1段階まで回復するまでの1年間ほどは、そういうイベントを避けたほうが、強い部隊を早く取り戻せるのだ。

だからと言って「新しいことは何もやらないでいればいい」というものではない。

例えば、今回の震災のような悲惨な出来事の後には、「何となく自分が悪い事をしているような感じ」という空気が蔓延《まんえん》することがある。サバイバーズギルトと呼ばれる、生き残った者の罪悪感だ。現地で悲惨な状況を見た隊員は、「自分たちだけが、元気で生きている事」に申し訳なさを感じている者が多かった。

もし、部隊が何もしないでいると、それはそれでこの罪悪感を刺激し、隊員は苦しくなる。何らかの活動はするべきなのだ。

長径が伸びるという事は、あるペースに対し、ムダとムリが多くなるという事だ。それだけに、かじ取りが非常に難しい。

一つのペースで固定することなく、状況に応じてこまめに、かじを取ってほしい。自分の周囲（1倍モードの人々）だけでなく、すべての構成員の気力を正しく認識して、適切なペースを選定しなければならない。

おわりに

最後に私の座右の銘を紹介しよう。

神よ、私たちに
変えられるものを変える勇気と、
変えられないものを受け入れる冷静さと
その二つを見極める知恵を与えたまえ。

（神学者　ニーバー）

現代人が陥りやすいトラブルを、ムリ・ムラ・ムダという切り口で考えてきた。自分の能力を超える事をすれば、ムリになる。変えられないものを変えようとしたのだ。人間は、自然や環境などを変えながら発展してきた。しかし、自分が動物でしかないという事実を忘れかけている。自分の能力には限界があること、自分は疲労すること、感情によって大きく影響を受けることなどを、受け入れよう。

いかに怒りがムダだと思っても、怒りの気持ちが生じるのは変えられないし、変える必要もない。それは原始人的には私たちの命を守ってくれる感情なので、大切にしなければならない。ただ、怒りの感情に乗っ取られるのではなく、それをコントロールしていくことは「変えられる」ことだ。

変えられるものを、変える勇気を持とう。そして、自分の望むような生き方を取り戻そう。

ムリとムダの混在がムラだ。ムラは、何かをしようとすると必ず生起する。それは、人がやはり動物で、やる気のある時とそうでない時、健康な時と病気の時、スキルが十分な時と未熟な時があるからだ。だから、ムラをゼロにする必要はないが、コンスタントなパフォーマンスをするためにはムラを少なくしなければならない。

そのためには、やはり、頑張るべき時と休むべき時の区別がつけられなければならない。簡単なようで、これが難しい。その「知恵」を学ぶのが、人生の課題だと言っても過言ではないだろう。

私は、いつもこれらの課題と向き合っている。すぐに課題が解決できない時でも、ニーバーから与えられた修業であると考えることにしている。

これまでの修業で得た知恵を、本書で紹介してきた。

皆さんが軽やかに生きるための何らかのヒントになれば、幸いである。

下園壮太 しもぞの・そうた
NPO法人メンタルレスキュー協会理事長。1959年、鹿児島県生まれ。82年、防衛大学校を卒業後、陸上自衛隊入隊。陸上自衛隊初の心理幹部として、多くのカウンセリングを手がける。大事故や自殺問題への支援も数多く、現場で得た経験をもとに独自のカウンセリング理論を展開。陸上自衛隊衛生学校で、コンバットストレス教官として、衛生科隊員(医師、看護師など)に対するコンバットストレス、メンタルヘルス、カウンセリングなどの教育に携わってきた。2015年8月に定年退官。現在は講演や研修会を通して、カウンセリング技術の普及に務めている。『人間関係の疲れをとる技術』『50代から心を整える技術』(共に朝日新書)など著書多数。

朝日新書
390

自衛隊《じえいたい》メンタル教官《きょうかん》が教《おし》える
心《こころ》の疲《つか》れをとる技術《ぎじゅつ》

2013年2月28日第1刷発行
2022年3月30日第11刷発行

著　者　下園壮太

発行者　三宮博信
カバーデザイン　アンスガー・フォルマー　田嶋佳子
印刷所　凸版印刷株式会社
発行所　朝日新聞出版
〒104-8011　東京都中央区築地5-3-2
電話　03-5541-8832(編集)
　　　03-5540-7793(販売)

Published in Japan by Asahi Shimbun Publications Inc.
ISBN 978-4-02-273490-7
定価はカバーに表示してあります。

落丁・乱丁の場合は弊社業務部(電話03-5540-7800)へご連絡ください。
送料弊社負担にてお取り替えいたします。